白澤教授が選んだ
病気にならない"食べ方"のバイブル

白澤卓二
Takuji Shirasawa

はじめに

最近、学会でニューヨークを訪問する機会があった。米国では小麦が大きな問題になっているが、肥満率はなんと米国人口の35％を超え、ＯＥＣＤ諸国のなかでは最悪の状況である。３人に１人が肥満なので、街の中あちこちにどうにもならないようなメタボ体型を見かけるようになった。ところが、ニューヨークだけは事情が違うようだ。健康意識の高いニューヨーカーは自転車に乗り、ジュースバーでスムージーを飲んで、寿司バーで夕食といった健康的な生活を送っているのだ。

ユニオンスクエアの近くの「パレオダイエット（旧石器時代ダイエット）」を標榜するヒュー・キッチンというレストランを訪問した。入り口に「人間に戻ろう！」、「食産業が食べものをダメにする前の食べ方に還るときが来たのだ！」と書いてある。レストランの中に入るとジュースバーがあり、その奥には肉、魚、野菜、果物、ナッツ、スーパーフードなどを使った料理からランチメニューを選択できるようになっている。農耕文化が始まる前の食スタイルを目指しているので、小麦、米、大豆、遺伝子組み換え作物、加工食品などは極力使用しないように心がけているが、全粒粉の穀物は多少使っているようだ。

カロリーではなく自然食材がもつ栄養素や機能性成分を重要視している。レストランは若者で満席だったが、このレストランの常連は皆スリムな体型を保っていることが印象的だった。つまり、ダイエットの選択が体型の選択につながっていることを物語っているのだ。

実際、旧石器時代には肥満の人はいなかっただろうが、現代のニューヨークでちょっと変わった食文化が台頭して、新たに健康的な選択肢が出現したのだ。生活習慣病の根本治療は生活を改善することだが、食生活を旧石器時代に戻すことは究極の選択肢かもしれない。何を食べるかがその人の健康を保つのに重要な時代になったことを実感した。


昔ながらの食材を見直す研究も注目されている。「1日1個のりんごで医者いらず」。イギリス西部のウェールズ地方が発祥とされる古いことわざでは、りんごの健康効果が謳われている。このりんごの効能を再確認した研究成果が発表され注目を集めている。

英オックスフォード大学の公衆衛生学のアダム・ブリッグス博士らの研究グループは、数学モデルを使い、医者いらずとされる「1日1個のりんご」と、コレステロール阻害薬「スタチン」の予防効果とを比較した。

スタチンはコレステロールを下げるために幅広く使われている薬である。心血管系疾患の潜在的なリスクにかかわらず、心臓病による死亡リスクを減らす効果が報告されている。イギリスでは、心臓病や高コレステロール血症などのリスクが高い50歳以上の国民に、集団レベルでスタチンを予防的に投与することも検討されている。

博士の推定では、現在イギリスには520万人のスタチン治療の適格者が存在する。さらに、初期の予防法としてのスタチン投与が実施されると仮定すれば、1760万人の英国国民（50歳以上）がスタチンの予防的投与の対象になるだろうと推測。仮に1760万人の対象者全員にスタチンを投与した場合、年間9400例まで減少する、と算出した。一方、50歳以上の英国人口の70％（順守率を70％と仮定）にあたる2200万人に1日1個のりんごを摂取してもらった場合、年間8500例の心血管系疾患死亡を回避できると算出した。

スタチンの予防的投与では、副作用として1000件を超える筋疾患と1万件を超える糖尿病を招くことも予見された。一方のりんごの摂取には副作用の心配はない。ブリッグス博士らの研究は、ビクトリア朝の時代にすでに見いだされていた「食生活の小さな変化」こそが、心疾患や脳卒中の予防に効果的であると結論づけている。昔ながらの食材に病気を予防する効能があることを再確認した。

アルツハイマー病は未だに原因不明の進行性神経変性疾患で、最終的には寝たきりになる病気であるが、人口の高齢化とともに患者数が激増し、日本でもアメリカでも大きな社会問題となっている。だが、食事で認知機能を改善したり、アルツハイマー病を予防できる可能性が出てきた。

最近、『アルツハイマー病が劇的に改善した！米国医師が見つけたココナツオイル驚異の効能』という翻訳本を監修した。本書の著者であるメアリー・T・ニューポート医師はオハイオ州出身の小児科医だったが、愛する夫スティーブが若年型のアルツハイマー病を発症し、病気が進行する夫を辛抱強く介護するなかであらゆる治療の可能性を模索する。

新薬の臨床試験にスティーブを参加させようと模索するが、病期が進行しすぎているスティーブは臨床試験の除外基準のために試験に参加できない。そんななか、AC-1202という中鎖トリグリセリドの臨床試験を偶然に見つけることになる。この中鎖脂肪酸が食品として商品化されていることを突き止めたニューポート医師は、さらにこの中鎖脂肪酸がココナッツやパームオイルから抽出されることを発見する。早速、ココナッツオイルをオートミールに加え、夫スティーブに食べさせたところ、その日のうちに劇的な症状の改善が観察された。それ以来、ココナッツオイルを3年にわたり愛する夫スティーブに食べさせ続け、アルツハイマー病の症状を改善させ、病期の進行を食いとどめることに成功した。

アルツハイマー病は最近では3型糖尿病とも呼ばれている。というのも、アルツハイマー病患者の脳では、インスリンの効きが極端に悪くなっているためである。インスリンの効きが悪くなると、神経細胞はグルコース（ブドウ糖）が使えなくなり神経変性を起こして、記憶障害などの神経症状を悪化させると考えられる。しかし、神経細胞はグルコース以外にケトン体という脂肪酸の代謝産物をエネルギー源として利用することが可能なのである。アルツハイマー病を発症していったんグルコースが使えない状態に陥っても、ケトン体が供給され続ければ神経細胞はエネルギーを産生し続け、その活性を保つことができる。ニューポート医師はこの食事療法の発見により夫スティーブの治療効果を安定させることに成功したのである。

ニューポート医師の著書はこれまでに、病気の進行を止める薬がなかったアルツハイマー病を患っている数多くの患者とその家族に希望の光を与えるかもしれない。治療に使ったココナッツオイルは自然食であり、一般に市販されている食品である点がこれまでのアルツハイマー病の治療戦略と異なる。ココナッツオイル療法は実践しやすく、しかも劇的に症状が改善する人は数日でその効果が確認されている。治療効果の本体と考えられるケトン体はグルコースに変わる優れた脳のエネルギー源で、これまでケトン体ダイエットやアトキンスダイエット（低糖質ダイエット）などで注目されてきたエネルギー源であり、認知症の家族を抱え日々の介護に悩んでいる家族に大きな福音をもたらす可能性を秘めている。

本書では、健康に役立つたくさんの食材を紹介している。一つひとつの食材にはそれぞれ違った予防医学的効果があり、バランスよくさまざまな食材を摂取することが健康増進や病気を予防するうえで重要なポイントになる。多くの読者の皆様に食材の効能を知ってもらい、本書が健康的な食事を構築するためのバイブルとなることを望んでやまない。

〈目次〉

第1章　テッパン食材で病気知らずに

第2章 毎日、少しずつでも摂りたい食材

第1章　テッパン食材で病気知らずに

りんご

◆特徴・栄養成分

抗酸化作用をもつ成分が400種類以上

日本人がりんごを食べ始めたのは明治初期です。りんごは世界中に約1万5000種類、日本だけでも約2000種類あるといわれていますが、私たちが普段、口にしているのは40〜50種類です。

酸味がやや強い〝紅玉〟、逆に酸味が少ない〝つがる〟、甘味《あまみ》が強い〝むつ〟、酸味と甘味のバランスがいい〝ふじ〟など、品種によってさまざまな食感や味わいがあります。

果肉には、体内の余分な塩分を尿とともに排泄する作用のあるカリウム、便秘を解消する食物繊維、エネルギー源として使われる果糖などを多く含みます。

りんごには「りんごが赤くなると、医者が青くなる」「毎日1個のりんごで医者いらず」といった、健康にかかわることわざがあります。その根拠になっているのが、皮のすぐ下に含まれる抗酸化作用の高い400種類以上のポリフェノールです。その代表的なものが、リンゴポリフェノールです。

リンゴポリフェノール
活性酸素による細胞の酸化を防ぐ

ポリフェノールとは、植物や動物に含まれる色素成分で、強い抗酸化作用をもっています。りんごに含まれるポリフェノールの一つに「リンゴポリフェノール」があります。

私たちのからだや脳が老化するのは、細胞が酸化するためです。体内で酸素とブドウ糖が燃焼してエネルギーをつくりだすときに、一部の酸素が化学反応を起こして強力な酸化作用をもつ活性酸素が発生します。この活性酸素が、老化（細胞の酸化）の大きな原因となります。

私たち人間には、活性酸素を無害化して取り除くＳＯＤ（スーパーオキサイドディスムターゼ）やカタラーゼ、ＦＯＸＯ３ａなどのアンチエイジング酵素群が備わっていますが、25歳くらいから減少し始め、40歳を過ぎる頃からは急激に減少して老化が進みます。

リンゴポリフェノールは、酸化を防ぐ酵素の代わりをしてくれます。りんごを切ってしばらくおいておくと、果肉の表面が茶色っぽく変色します。この現象は、リンゴポリフェノールが活性酸素に吸着することで自分自身が酸化され、りんごの細胞の酸化を防いでいることを示しています。これと同じ作用が、体内でも起きています。

活性酸素は、エネルギー代謝以外に、紫外線を浴びることで発生します。皮膚では、活性酸素による酸化を防ぐためにメラニン色素が生成されますが、このメラニン色素がシミの原因になります。リンゴポリフェノールは、自らが活性酸素によって酸化されることで、シミの原因となるメラニン色素の発生を抑えているのです。

シミと並んで皮膚の老化の象徴がシワです。活性酸素によって細胞が酸化されるために皮膚が張りを失ってシワができます。リンゴポリフェノールは、皮膚細胞の酸化を抑制してシワができるのも防ぎます。このように、リンゴポリフェノールには、シミやシワができるのを防ぐことで、肌の若さを保つ働きもあります。

脂肪吸収を阻害して肥満を予防

リンゴポリフェノールは、肥満の原因である中性脂肪が体脂肪として脂肪細胞に過剰に蓄積されるのを防いで、体重、ＢＭＩ（体格指数、188ページコラム参照）、体脂肪を減少させる作用があることが、ラットを使った実験やヒトを対象にした臨床試験で解明されています。

こうした肥満予防の作用には、リンゴポリフェノールによる2つのメカニズムがかかわっています。

一つが、リンゴポリフェノールが腸からの脂肪吸収を阻害してくれること。

もう一つが、リンゴポリフェノールが直接、遺伝子に作用するシステムです。リンゴポリフェノールには、細胞に働きかけて脂肪の合成を抑制する作用があることがわかっています。さらに、脂肪細胞に蓄積した中性脂肪を分解する遺伝子を活性化する作用があります。

リンゴポリフェノールは、肥満、特に内臓脂肪型肥満を抑制することで、糖尿病や脂質異常症、高血圧などの生活習慣病の予防にも効果が期待できます。

抗アレルギー作用、ボケ防止、老化抑制に働く

アレルギーの原因となるアレルゲンが体内に侵入すると、肥満細胞と呼ばれる細胞からアレルギーを引き起こす原因となるヒスタミンという化学物質が放出されます。リンゴポ

リフェノールは、このヒスタミンの放出を抑制することで、花粉症やアトピー性皮膚炎によるアレルギー症状を抑えてくれます。

また、リンゴポリフェノールが、健康長寿をもたらす長寿遺伝子の一つである「Sir2（サーツー）」の活性化にも関係していることがわかってきました。

Sir2をはじめとした長寿遺伝子は通常、スイッチがOFFの状態で働いていませんが、リンゴポリフェノールが長寿遺伝子のスイッチをONにする強い作用があることがわかってきました。ちなみに、長寿遺伝子のスイッチをONにするには、リンゴポリフェノールの摂取以外に、食事を腹7分目にする、レスベラトロールというサプリメントを摂取するという方法もあります。

日本は世界トップレベルの長寿国ですが、長生きできるようになったことで認知症が増加しています。りんごなどの果物や野菜を加えたフレッシュジュースを、週3回以上飲んでいる人は、認知症になりにくいという調査結果があります。

この調査は、日系アメリカ人、1836人を対象にした大規模疫学調査です。疫学調査とは、ある地域や属性が似た集団を対象にした健康や病気などの原因を、統計的に調査する方法です。この疫学調査によると、「週3回以上フレッシュジュースを飲む」グループは、「週に1回も飲まない」グループに比べてアルツハイマー病（認知症を発症する最も大きな原因）の発症リスクが76％も低かったといいます。この結果から、フレッシュジュースの材料であるりんごをはじめとした果物、野菜に含まれるポリフェノールが、認知症の発症を抑制しているのではないかと推測されています。

アップルペクチン
体脂肪の蓄積を抑えて肥満を予防

りんごには、リンゴポリフェノール以外に「アップルペクチン」という素晴らしい成分が含まれています。アップルペクチンは、水溶性のぬるぬるとしたゲル状の食物繊維で、りんごの細胞と細胞を結合させる接着剤の役割を果たしています。

アップルペクチンには、腸からのコレステロールの吸収を阻害して血中のＬＤＬ（悪玉）コレステロールの上昇を防ぐ働きがあります。また、腸からの糖質の吸収を遅らせることで、食後の血糖値の急激な上昇を防いだり、体脂肪の蓄積を抑制します。これらの働きによって肥満を防ぎ、糖尿病や脂質異常症といった動脈硬化の原因になる生活習慣病を発症するリスクを低下させるのです。

腸内環境を整えて免疫力をアップ

人間の腸内には、数百種類、約100兆個の細菌でつくられている細菌叢《そう》があります。細菌叢を形成する腸内細菌には、善玉菌、悪玉菌、日和見《ひよりみ》菌の3種類があり、これら3種類の細菌がバランスを保つことで腸内環境が保たれています。何らかの原因で悪玉菌が増えると、日和見菌が悪玉菌の味方をして、腸内環境が崩れて悪化します。

アップルペクチンには、善玉菌のエサになって善玉菌を増やして腸内環境を保つ働きがあります。免疫を担う免疫細胞の約6〜7割は腸に存在していることから、腸内環境が整うことで、免疫細胞の一つである白血球が活性化して免疫力がアップするのです。

◆選び方・効果的な摂り方

おいしいりんごは、皮が張っていてツヤがあり、軸が太くてしっかりしていて、全体に色づいているものです。同じ大きさなら、重いもののほうが水分が多く、みずみずしくておいしいです。また、りんごの色が緑色のものはまだ未熟で、黄色いもののほうが熟していいます。形は、横に広いものより、縦長のものがいいでしょう。

りんごが出回っている季節には、朝、りんご1個を食べるか、またはりんご1個分のフレッシュジュースを飲みましょう。そのときのポイントは、りんごを皮ごと食べたり、フレッシュジュースにして、皮のすぐ下に多く含まれるリンゴポリフェノールやアップルペクチンを摂ることです。残留農薬がついていることがあるので、十分に洗って使うようにしましょう。

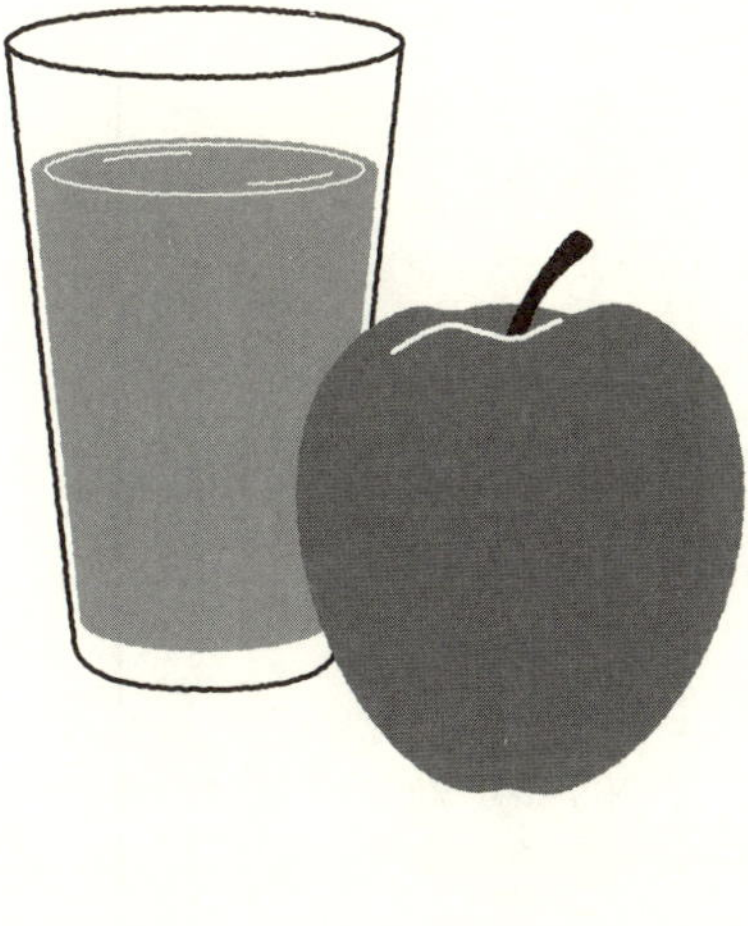

オレンジ

◆特徴・栄養成分

ビタミンC・ペクチン

抗酸化作用のあるビタミンCが豊富

オレンジには、「ビタミンC」が豊富に含まれていて、オレンジの品種の一つであるネーブル2個で1日に必要なビタミンCを摂取することができます。ビタミンCには抗酸化作用があるとともに、同じく抗酸化作用のあるビタミンEを活性化させる働きがあります。また、細胞を結合させているコラーゲンの合成を促進して、血管や骨、皮膚、粘膜を強くする作用があります。

そのほかにも、オレンジには、目や皮膚、粘膜の健康を保ち、がんの抑制効果が期待できるカロテン、エネルギー代謝に欠かせないビタミンB群、骨や歯の主成分であるカルシウムなど、体調を維持するのに必要な栄養素を豊富に含んでいます。

また、さらに食物繊維の一つである「ペクチン」を多く含み、便通を改善したり、コレステロールの腸からの吸収を阻害する働きがあり、肥満や脂質異常症を予防します。

β・クリプトキサンチン

活性酸素の害を抑制するβ・クリプトキサンチン

オレンジの皮の色素成分である「β・クリプトキサンチン」は、カロテノイドの一種で、活性酸素による酸化を防ぐ強い抗酸化作用があります。抗酸化作用の力は、同じカルテノイドの一つであるβ・カロテンの5倍にもなるという報告があります。

ちなみに、カロテノイドとは、動植物に含まれる色素で、カロテン類とキサントフィル類があります。にんじんなどに多く含まれ、体内でビタミンAに変換されるβ・カロテン、トマトに多く含まれるリコピンなどが有名です。一方、キサントフィル類としては、鮭、えびやかにの甲羅に含まれ、強力な抗酸化作用をもつアスタキサンチンなどがあります。

活性酸素は、細胞を酸化させて老化を促進したり、遺伝子を傷つけてがんの原因になります。β・クリプトキサンチンは、活性酸素を無害化することで脂質異常症や高血圧などの生活習慣病、がんの予防に作用するといわれています。アメリカでは、国立がん研究所が作成している「がん予防に効果がある食品リスト」にも入っています。

β-クリプトキサンチンは果肉にも含まれていますが、多くは皮に含まれています。

ヘスペリジン

栄養や酸素の受け渡しに重要な働きをして毛細血管を強化

β-クリプトキサンチンと並んで近年、注目されているのがフラボノイドの一つである「ヘスペリジン」です。フラボノイドとは、植物に含まれる淡黄色の色素です。

ヘスペリジンはビタミンのような作用があることからビタミンPとも呼ばれ、ビタミンCと協調して働きます。代表的な働きの一つが、毛細血管を強化して浸透性を向上させること。その結果、血圧を適正にコントロールします。

毛細血管は、血管壁をとおして血液が運んできたブドウ糖などの栄養素、酸素を細胞に供給し、細胞から二酸化炭素や老廃物を回収するという重要な役割を果たしています。毛細血管がもろくなると、こうした機能が低下すると同時に、出血しやすくなったり、タンパク質がしみだしてしまったりします。

ヘスペリジンは、毛細血管の血管壁に適度な弾力性をもたせることで、栄養素・酸素と二酸化炭素・老廃物の交換を正常に機能させています。また、活性酸素を無毒化する抗酸化作用、ビタミンCの吸収の促進などの作用があるのではないかと考えられています。

◆選び方・効果的な摂り方

みずみずしくおいしいオレンジの選び方のポイントは、ネーブルは皮が薄くて滑らかなこと、バレンシアは重量感があることです。食べ頃は、ネーブルが冬から春、バレンシアが夏です。保存する場所としては、乾燥を防いで冷蔵庫などの冷たく暗いところが理想です。賞味期限は、購入後1週間が目安になります。

ヘスペリジンは、水溶性で光や熱に弱いという特徴があります。薄皮や白い筋に多く含まれているので、お菓子やジャム、料理の材料として加熱するのではなく、薄皮ごと食べるか、フレッシュジュースにするといいでしょう。

グレープフルーツ

◆特徴・栄養成分

クエン酸

エネルギー代謝がスムーズになり、疲労回復も早い

グレープフルーツは、ぶどうのように房状に生《な》ることから、この名前がつけられました。果肉の色は、淡い黄色、ピンク、鮮やかな赤があります。日本の気候は生育に適さないため、ほとんどが海外からの輸入です。

グレープフルーツに多く含まれる栄養素は「クエン酸」です。

人間の生活に必要なエネルギーは、細胞にあるミトコンドリアという〝エネルギー生産工場〟でブドウ糖と酸素が燃焼してつくりだされます。このエネルギー代謝のシステムをクエン酸回路といいますが、クエン酸はこの回路を機能させるのに必要な物質です。

クエン酸を十分に摂取しているとクエン酸回路がスムーズに働き、エネルギー代謝が円滑に行われます。また、エネルギー代謝が行われると、乳酸という疲労物質がつくられますが、クエン酸には乳酸がたまりにくくする作用があり、速やかな疲労回復に働きます。クエン酸はグレープフルーツと同じ柑橘系の果物に多く含まれているので、スポーツをするときにレモンやオレンジを摂ると疲れにくくなったり、筋肉痛が起きにくくなります。

ナリンギン・リモネン
ダイエット効果にも期待

赤い果肉には強い抗酸化作用のあるリコピンをはじめとしたカロテノイドが豊富に含まれています。また、グレープフルーツの苦味成分である「ナリンギン」は、摂食中枢に働いて満腹感を促進するともいわれています。そのため、グレープフルーツを食前に食べて、食欲を抑えるダイエット法が話題になりました。

皮に多く含まれる香り成分の「リモネン」は、交感神経を刺激して体脂肪を燃やしやすくするのではないかと考えられています。皮を搾ってつくるグレープフルーツのアロマオイル（成分の90％以上がリモネン）をお風呂や足湯に入れることで血行がよくなり、冷え性を改善したり、むくみを解消する効果が期待されています。

◆選び方・効果的な摂り方

選ぶポイントは、皮に張りがあり、持ったときにずっしりと重いことです。

アメリカなどでは、集荷後の長期保存のために農薬が多く使われています。皮を使ってママレードをつくるときなどは、皮についた残留農薬を十分に落としてください。

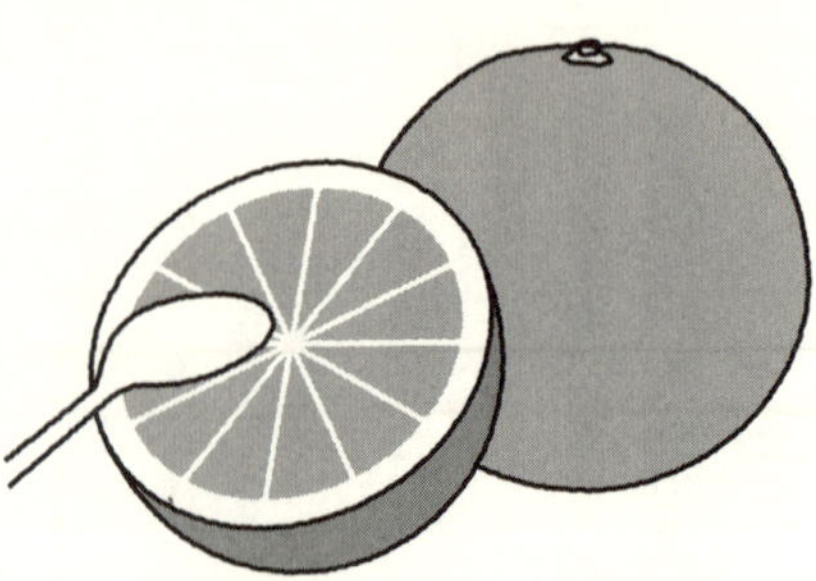

果物類

ドライフルーツ

◆特徴・栄養成分

ビタミン・ミネラル・食物繊維

少量でもビタミンやミネラル、食物繊維を効率よく摂取できる

生の果物の場合、80～90%は水分です。ドライフルーツは、乾燥させることで水分が抜け、生の果物よりも「ビタミン」や「ミネラル」が凝縮され、「食物繊維」も効率よく摂ることができます。

熱帯地域で栽培された果物は、生のままで食べるとからだを冷やしますが、ドライフルーツにすることで血行を促進し、からだを温める作用をもつようになります。また、ドライフルーツは保存食なので長期保存に適しています。

もう一つの利点は、皮ごと食べられることです。皮や皮のすぐ下に多く含まれている微量な栄養素や食物繊維、果物ごとの色をつくりだす色素を丸ごと食べることができます。

抗酸化作用のある色素で活性酸素を無害化

果物は、太陽の紫外線から実を守るために、赤やオレンジ、黄色、緑といった色素をつくりだします。つまり、色素には紫外線による活性酸素の発生を抑制する抗酸化作用があります。その色素を摂取することで、私たちの体内で発生して細胞を酸化（老化）させる活性酸素を無害化することができます。

・ドライプルーン

鉄欠乏性貧血の人に

「鉄分」が多く含まれ、さらに、造血の補助をする「ビタミンB群」が多く含まれているので、鉄欠乏性貧血の人におすすめです。

・ドライブルーベリー

目の機能向上に働く

目の網膜にあるロドプシンという色素の分解と再合成によって、光の刺激が脳に伝わり、視覚として認識されます。ドライブルーベリーに多く含まれる「アントシアニン」は、ロドプシンの再合成を活性化させる働きがあり、目の機能向上が期待できるとされています。

また、眼精疲労の改善などにも効果が認められています。

さらに、肝機能の改善、血圧を上昇させる酵素の働きを阻害する作用、毛細血管の保護など、多様な効果が期待できます。

・ドライアプリコット

疲労回復に効果的

「クエン酸」や「リンゴ酸」が豊富に含まれるので、エネルギー代謝がスムーズになり、疲労回復に効果的です。

・ドライラズベリー

シミ予防やダイエット効果が期待できる

紫外線によるメラニン色素の生成に働く酵素を抑制する「エラグ酸」が豊富に含まれるので、シミを予防するとされています。また、体脂肪を分解する「ラズベリーケントン」が含まれているので、ダイエット効果も期待できます。

・ドライキウイ

抗酸化作用のあるビタミンが豊富

抗酸化作用のある「ビタミンA、C、E」が豊富で、活性酸素による細胞の酸化（老化）を防いでくれます。また、腸内細菌のなかの悪玉菌を抑制することで、腸内環境を整え、便秘の解消、免疫力のアップが期待できます。

◆選び方・効果的な摂り方

間食の菓子類、夕食後のデザートは、肥満の原因になります。どうしても間食をしたいときには、ドライフルーツがおすすめです。

生のフルーツよりしっかり噛む必要があるため、脳の満腹中枢が刺激されて、少ない量でも満腹感を得ることができます。また、食物繊維を効率よく摂取できるので、腹持ちがよく、便秘の解消にもなります。

ビタミンやミネラル、食物繊維を効率よく摂ることができますが、ドライフルーツによっては糖分も多く含まれているので、食べすぎには注意しましょう。特に、レーズンは、成分の約70％が果糖やブドウ糖なので避けたほうがよいでしょう。果糖やブドウ糖は、腸からの吸収が速く、急激な血糖値の上昇を招き、高血糖状態からやがては糖尿病を発症するリスクが高まります。また、エネルギー源として使われなかったブドウ糖は、中性脂肪に変換されて脂肪細胞に蓄積されてしまい、肥満の原因になります。

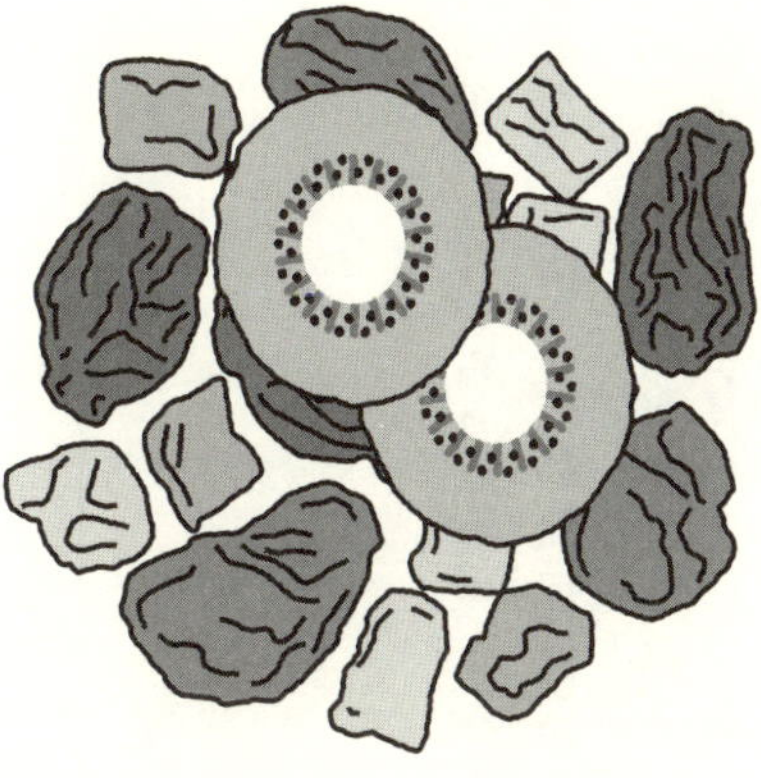

オイル

ココナッツオイル

◆特徴・栄養成分

中鎖脂肪酸

ココナッツオイルは飽和脂肪酸の一種

「ココナッツオイル」は、ココヤシの成熟した果実の種子の胚乳からとれる油で、飽和脂肪酸の一種です。産地はフィリピン、タイ、スリランカなど東南アジアの熱帯地域が中心です。

飽和脂肪酸の多くは動物由来の油で、血液中のＬＤＬ（悪玉）コレステロールを増やして脂質異常症や動脈硬化を起こしたり、認知症のいちばんの原因であるアルツハイマー病の発症リスクを高めます。ところが、同じ飽和脂肪酸である植物由来のココナッツオイルは、動物由来の飽和脂肪酸とは逆に認知症の症状を緩和したり、改善したりします。

同じ飽和脂肪酸といっても、ラードやバターといった動物由来のものと、ココナッツオイルでは構造が違うのです。

脂肪酸には、脂肪酸を構成する炭素（C）の数によって「短鎖脂肪酸（Cが2個、4個、6個）」「中鎖脂肪酸（Cが8個、10個、12個）」「長鎖脂肪酸（Cが14～24の偶数個）」があります。

ココナッツオイルに主に含まれる飽和脂肪酸は、中鎖脂肪酸です。中鎖脂肪酸の特徴は、腸での消化・吸収に消化酵素が介在しないため、長鎖脂肪酸の約4倍の速さで吸収されること。さらに、長鎖脂肪酸の約10倍の速さでエネルギー代謝されるため、肥満の原因となる中性脂肪に変換されることがありません。

肝臓で変換されたケトン体がアルツハイマー型認知症を改善

超高齢社会に突入した日本では、今後、認知症の患者数が飛躍的に増えていくと予測されています。認知症の約8割はアルツハイマー病が原因です。人の名前が思いだせないなどの記憶障害、待ち合わせの時間や場所を間違えるなどの見当識障害、判断力の低下、自分の考えていることを言葉にできない失語、徘徊、暴言など、脳の神経細胞の障害による症状が現れます。

神経細胞はブドウ糖をエネルギー源にしています。アルツハイマー病などの神経変性疾患になるとブドウ糖を使うことができなくなり、神経細胞が働かなくなってさまざまな認知障害の症状を引き起こします。

私たちのからだは、何らかの原因でブドウ糖が不足したり、使えなくなると、脂質やタンパク質をエネルギー源として使うことができます。そのなかで最も効率よくエネルギー源になるのが、ココナッツオイルに豊富に含まれる中鎖脂肪酸なのです。

中鎖脂肪酸は、肝臓で「ケトン体」という物質に変換されます。ブドウ糖に代わって神経細胞に取り込まれたケトン体は、細胞内のミトコンドリアに送り込まれます。ミトコンドリアではさまざまな酵素の働きによって、ケトン体が「ＡＴＰ（アデノシン三リン酸）」というエネルギー源に変換（クエン酸回路）されます。ＡＴＰがエネルギーを供給することで、働きを止めていた神経細胞が再稼働して認知症状を改善するのです。

ココナッツオイルを摂ることで、どのくらいの期間で認知機能が改善したり、進行が止まるかは人によって異なります。摂り始めてすぐに改善したり、進行が止まる人もいれば、何カ月かかけて徐々に改善するケースもあります。

ただし、すでに脳の神経細胞が死んでしまっていると、ココナッツオイルを摂っても再生することはありません。

効果が出にくい人もいる

ココナッツオイルを摂っても認知障害の症状の改善がみられない、認知障害が進んでしまうケースがあります。その原因は二つ考えられます。

一つは、中鎖脂肪酸が肝臓でケトン体に分解できないケースです。

もう一つは、アルツハイマー病の発症リスクを高めるＡｐｏＥ４という遺伝子を持つケースです。ＡｐｏＥ４を持つ人は、多くが65歳以下でアルツハイマー病（若年性アルツハイマー病）を発症します。

ココナッツオイルでアルツハイマー病を予防

アルツハイマー病が発症するのは主に70〜75歳です。しかし、実は50〜55歳くらいからアルツハイマー病が始まっていると考えられています。つまり、脳の神経細胞の変性が20年かけて静かに進行しているのです。

ラットによる中鎖脂肪酸と認知症の関係を調べた実験によると、中鎖脂肪酸を摂ることで、ラットの認知機能が上昇することがわかりました。このことから、認知機能を維持することは可能と考えられ、ココナッツオイルを摂ることで認知症を予防する効果があると考えられています。

中鎖脂肪酸は活性酸素の酸化ストレスを無害化する

アメリカのカリフォルニア大学サンフランシスコ校のエリック・バーデン博士は、ケトン体を構成する主な物質であるβ-ヒドロキシ酪酸が、活性酸素を無害化する酵素を活性化することを突き止めました。

私たちのからだには、活性酸素による酸化ストレスから細胞を守る防御システムが備わっています。防御システムの中心になっているのが、SOD（スーパーオキサイドディスムターゼ）、カタラーゼ、FOXO3aなどのアンチエイジング酵素群です。ところが、アンチエイジング酵素群は、年をとることによって活性を失ってしまいます。その結果、活性酸素による酸化ストレスに十分な働きができなくなってしまうのです。

β-ヒドロキシ酪酸は、活性を失ったアンチエイジング酵素に働きかけて活性化することがわかりました。マンガンSODは約2倍に、FOXO3aは約3倍に活性化したといいます。

また、最近、ココナッツオイルが摂食中枢に作用して、食欲を抑制することがわかってきました。

中鎖脂肪酸はほかの脂肪酸とは違い、速やかに腸から吸収されて、肝臓でケトン体に分解され、脳の神経細胞や筋肉、心筋（心臓を拍動させる筋肉）など、大量のエネルギーを消費する部位で使われるので、使われずに中性脂肪につくりかえられて体脂肪として蓄積されることはありません。それどころか、中鎖脂肪酸には、脂肪細胞に蓄積された中性脂肪を減らす作用があることもわかっています。

料理で使う油をココナッツオイルに変えたところ、1年間で数キロ減量できたという研究報告もあります。

◆選び方・効果的な摂り方

安価なココナッツオイルは、ココヤシの果実（胚乳）を天日で乾燥させて、溶剤を使い高温で精製したものが多く、認知症への効果を保証できません。収穫したココヤシの果肉を生の状態で加熱することなく圧搾し、溶剤などを使わないで抽出したバージンココナッツオイルやエキストラバージンココナッツオイルがおすすめです。

認知症状の改善を目的とした場合は、1日に大さじ2杯から始めてみましょう。ココナッツオイルを摂ると下痢をする人もいます。もし1日大さじ2杯で下痢をするようなら、少しずつ量を減らしていって、自分に合った適正量を決めるようにします。

反対に、1日2杯でも下痢などの症状がないときには、認知症状の改善の度合いをみながら、少しずつ増やしていくといいでしょう。

ココナッツオイルは、脳の神経細胞へのエネルギーを供給することで認知障害の症状を改善したり、進行を止めるものであって、神経細胞の変性を治すものではありません。ですから、一定量を摂り続ける必要があります。

さらに、神経細胞でケトン体が使いきられてしまうと、再び認知障害の症状が現れます。つまり、血液中のケトン体のレベルが低下しないように、1日何回かココナッツオイルを摂る必要があります。

ココナッツオイルは中性脂肪に変換されにくいといっても、ほかの脂肪酸と同様に1g

あたり約9kcalのエネルギー量があります。ですから、ココナッツオイルを摂った分だけ、サラダオイルやバター、肉の脂身など、ほかの油や脂肪を減らす必要があります。

まず減らしたいのが、肉の脂身、バターなどの乳製品、ラードなど動物由来の飽和脂肪酸です。

次に不飽和脂肪酸ですが、多価不飽和脂肪酸のn（オメガ）-6と呼ばれるごま油、ひまわり油、コーン油、紅花油を減らしましょう。

n-6は、細胞膜を硬くして炎症性の反応を引き起こす作用があります。不飽和脂肪酸にはn-6以外にn-3があります。この二つの多価不飽和脂肪酸の理想的な摂取比率は、n-3が1に対してn-6が2〜4くらいです。ところが、現在、日本人の食生活の欧米化に伴い、n-6の摂取量が増えて1対10くらいになっています。その結果、血管の炎症が起こりやすくなり、動脈硬化を起こすリスクが高くなります。

不飽和脂肪酸を摂るときには、次項で取り上げる一価不飽和脂肪酸であるオリーブオイルか、n-3のえごま油、しそ油、いわしやさば、あじ、さんまなどの青魚を中心に摂るようにしましょう。

ココナッツオイルは、すこし甘い独特の風味があるため、苦手という人もいるでしょう。熱で中鎖脂肪酸が変性することはないので、ココナッツオイルの風味が苦手な人は、コーヒーやココアに加えたり、野菜や果物のスムージーに入れて飲んでみてください。また、カレーやシチュー、ポタージュに入れたり、炒めものの油として使うのもいいでしょう。

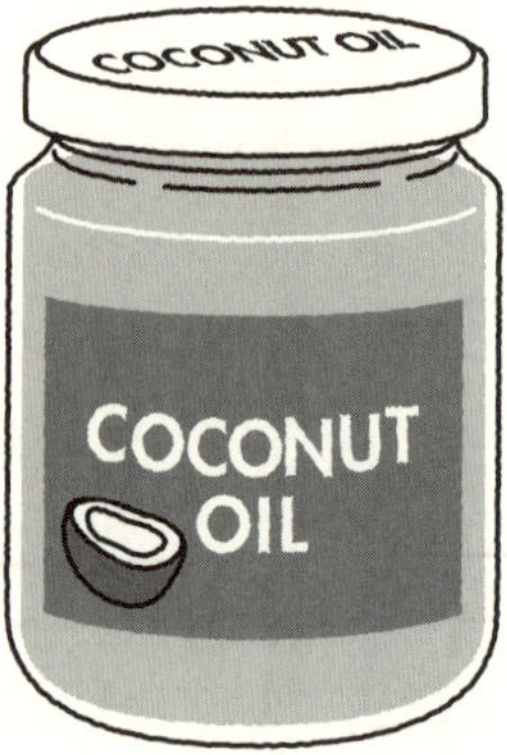

オイル

オリーブオイル

◆特徴・栄養成分

オレイン酸

一価不飽和脂肪酸のオレイン酸を豊富に含む

オリーブの実の果肉を圧搾して抽出される「オリーブオイル」には、等級によってエクストラバージンオリーブオイルに代表されるバージンオリーブオイル、精製オリーブオイル、精製オリーブオイルにバージンオイルをブレンドしたオリーブオイルがあります。

製造方法や産地によって食味、香りが異なり、用途によって使い分けられています。オリーブオイルの産地として最も有名なのはイタリアですが、そのほかにもポルトガル産、クロアチア産などに良質のものが多いとされていて、日本では瀬戸内海の温暖な気候を利用して生産される小豆島産のオリーブオイルが有名です。

油は、大きく「飽和脂肪酸」と「不飽和脂肪酸」に分けられます。

飽和脂肪酸は、主に豚肉、牛肉、鶏肉などの動物に含まれる油です。豚や牛は、人間よりも体温が高いため、私たちが飽和脂肪酸を摂ると血液中で固まりやすく、血液がドロドロになり動脈硬化の原因になります。

一方、不飽和脂肪酸は、主に植物から抽出された油です。脂肪酸は、炭素と水素、酸素からできていて、炭素の結合構造の違いから一価不飽和脂肪酸と多価不飽和脂肪酸に分けられます。

一価不飽和脂肪酸には、n（オメガ）-9とも呼ばれる「オレイン酸」などがあり、オリーブオイルはオレイン酸を70％以上含んでいます。一方、多価不飽和脂肪酸には、n-3とn-6の2種類があり、n-3には青魚に多く含まれるDHA（ドコサヘキサエン酸）とEPA（エイコサペンタエン酸）、えごま油やしそ油に多く含まれるαリノレン酸があります。また、n-6には、紅花油やひまわり油、コーン油、ごま油などに多く含まれるリノール酸、γ-リノレン酸、アラキドン酸があります。

血液中のLDL（悪玉）コレステロールを減らして動脈硬化を予防

不飽和脂肪酸は、熱や光で酸化されやすいのですが、オリーブオイルに多く含まれるオレイン酸は、ほかの脂肪酸に比べて酸化されにくく、加熱しても変性しないという特性をもっています。また、血液中のＬＤＬ（悪玉）コレステロールを減らし、余分なＬＤＬコレステロールを肝臓に回収する役割を担っているＨＤＬ（善玉）コレステロールを増やし、血液の凝固に歯止めをかけて動脈硬化を防いでくれます。

動脈硬化を防ぐ作用をもつ成分が最も多く含まれているのがエクストラバージンオリーブオイルです。

血管壁の内部にコレステロールや中性脂肪がたまり、血管の内腔が狭くなったり、弾力性が失われて、血液の流れが悪くなります。このような状態を動脈硬化といいます。動脈硬化になっても自覚症状は現れませんから、知らず知らずのうちに進行してしまいます。動脈硬化が心臓を養う冠動脈で起きると狭心症や心筋梗塞を起こし、脳の血管で起きると脳梗塞といった命にかかわる重篤な病気を発症するリスクが高まります。

ギリシャの代表的な観光地であるクレタ島は、摂取エネルギーの約4割強が脂肪であるにもかかわらず、心臓病による死亡が世界でも最も少ない地域の一つだといいます。ある疫学調査によると、摂取する脂肪のうち約7割強をオリーブオイルから摂っていることがわかり、オリーブオイルが健康長寿の秘訣であると推測されています。

また、イタリアの研究チームが、オリーブオイルに含まれる約１０００種類の化学物質を調べ、「シクロアルテノール」という成分に注目しました。この成分には、コレステロールを中和し、血液中に入らないようにする働きがあることがわかったのです。

さらに、オリーブオイルには血圧を下げる作用もあることが判明しています。

エクストラバージンオリーブオイルがアルツハイマー病を予防⁉

オリーブオイルは、認知症の原因として最も多いアルツハイマー病の発症リスクを軽減するのではないかと考えられています。

アルツハイマー病の人の脳を調べてみると、血管に炎症などの炎症性の病変がみられます。そのため、抗炎症薬による治療効果を調べる疫学調査がいくつか行われました。その結果、炎症や発熱、痛みを抑制する作用がある非ステロイド性抗炎症薬に、アルツハイマー病の発症リスクを低減する効果があることが判明したのです。

さらに、非ステロイド性抗炎症薬で、風邪薬にも含まれているイブプロフェンに、アルツハイマー病の症状を改善する作用があるという研究報告があります。

しかし、非ステロイド性抗炎症薬を長期にわたって使うと、胃腸障害や腎障害などの副作用が現れることから、高齢者に多いアルツハイマー病に対して長期間の投与は現実的ではありません。

最近、非ステロイド性抗炎症薬と同じような抗炎症作用をもつ成分がいくつかあることがわかってきました。その一つが、エクストラバージンオリーブオイルに含まれる「オレオカンタール」という咽頭刺激成分です。この成分はイブプロフェンと同程度の抗炎症作用をもっているといいます。オリーブオイルには、非ステロイド性抗炎症薬のような副作用がないだけに、オリーブオイルによるアルツハイマー病の予防に注目が集まっています。

◆選び方・効果的な摂り方

イタリアでは、法律によってオリーブオイルを8等級に分類しています。

上質なオリーブオイルはバージンオリーブオイルで、オリーブの果実を絞って濾過しただけのもので、化学的な処理をしていません。酸度や官能試験によってエクストラバージンオリーブオイル、ファインバージンオリーブオイル、オーディナリーバージンオリーブオイル、ランパンテバージンオリーブオイル（食用には不向き）に区別されます。

精製オリーブオイルは、ランパンテバージンオイルを精製したものと、バージンオイルの搾りかす（ポマース）に有機溶剤を加えて抽出した二番搾りの精製オリーブポマースオイルがあります。

オリーブオイルには、ピュアオリーブオイルとオリーブポマースオイルがあります。

これらのオリーブオイルのなかで日本で販売されているのは、エクストラバージンオリーブオイル、ピュアオリーブオイル、オリーブポマースオイルの3種類です。日本のスーパーマーケットなどでオリーブオイルとしか表示していないものがピュアオリーブオイルです。

酸度が低く、風味が豊かなエクストラバージンオリーブオイルは、一般的に風味を生かすためにサラダやマリネなどの生食、パスタなど加熱料理の仕上げの香りづけに使われることが多いです。一方、ピュアオリーブオイルは、炒めものや焼きものなどの加熱料理の油としてよいといわれています。

青魚

◆特徴・栄養成分

DHA・EPA
血液をサラサラにして動脈硬化を予防

豚肉や牛肉、鶏肉に含まれる油は、血液をドロドロにする飽和脂肪酸ですが、同じ動物でも青魚に含まれる油は「DHA（ドコサヘキサエン酸）」、「EPA（エイコサペンタエン酸）」という不飽和脂肪酸です。

脂肪酸は、炭素と水素、酸素からできていて、不飽和脂肪酸は、炭素の結合構造の違いから一価不飽和脂肪酸と多価不飽和脂肪酸に分類されます。

青魚に多く含まれるDHAとEPAは多価不飽和脂肪酸のうちn（オメガ）-3系列です。n-3には、DHA、EPAのほかにα-リノレン酸を多く含むえごま油やしそ油などがあります。

DHAやEPAには、血液中のLDL（悪玉）コレステロールや中性脂肪を減らし、血液中の余分なLDLコレステロールを肝臓に回収する役割を担っているHDL（善玉）コレステロールを増やす作用があります。また、出血の際に血液を固まらせる作用のある血小板の凝集を抑制して、血栓ができにくくしたり、できてしまった血栓の溶かす働きもあります。

さらに、DHAには血圧を下げる作用、EPAには血管を拡張する作用があるといわれています。これらの作用によって、動脈硬化を予防、改善して、脳梗塞、狭心症や心筋梗塞など動脈硬化性の重篤な病気のリスクを軽減します。

1970年代に行われた疫学調査で、アラスカのイヌイットの摂取エネルギー中、脂肪摂取量は約40％に達していることがわかりました。ところが、心筋梗塞の発症率は、リスクが高まる61歳以上でも3・6％しかありませんでした。この理由について、イヌイットの脂肪摂取の中心がDHAやEPAを多く含む魚からであるためと結論づけられました。

脳をはじめとした神経組織の機能維持に関与

DHAは一時、頭をよくする栄養成分としてもてはやされました。確かに、DHAは、脳などの神経組織に多く含まれています。脳は、神経細胞であるニューロンからニューロンへと情報を伝達することで、生命活動や精神活動をコントロールしています。ニューロンの先端にはＤＨＡが含まれていて、ニューロン同士の伝達にかかわっていると考えられています。ＤＨＡが不足すると情報の伝達に支障を来たすことから、神経組織の機能維持に重要な役割を果たしていると考えられています。

乳児では、ＤＨＡが脳の発育に重要な役割を担っていて、欠乏すると発育に障害を生じるとされています。一方、高齢者では記憶障害、学習能力や視力の低下にＤＨＡがかかわっていると考えられ、アルツハイマー型認知症の改善に役立つとの研究報告もあります。

18カ月のアルツハイマー病モデルマウスに、０・６％のＤＨＡを含むエサを３・５カ月与えたグループと与えなかったグループを比較した研究があります。その結果、ＤＨＡを与えたグループでは、アルツハイマー病の原因とされている脳の神経細胞にできる老人斑の面積が約40％減少しました。また、世界各地の疫学調査でも、魚をたくさん食べる高齢者は、認知症を発症するリスクが低くなることが判明しています。

ほかの研究では、ＤＨＡが記憶力や知能指数（ＩＱ）に影響を与えているという報告をしています。記憶力に関する実験では、ＤＨＡを食べさせたラットのグループと、サフラワー油やオリーブオイルを食べさせたラットのグループに、迷路を正しく進んでエサのある場所にたどり着けるかどうかをみました。その結果、ＤＨＡグループのほうがエサまでたどり着く正解率が高かったのです。

ＩＱについては、ＤＨＡを豊富に含む母乳を与える赤ちゃんのグループと、ＤＨＡが添加されていない粉ミルクを与える赤ちゃんのグループに分けて実験しました。その結果、8年後に言語能力、行動能力、総合能力のＩＱを比較したところ、いずれも母乳グループが粉ミルクグループより優れているという結果になりました。

魚

いわし

◆特徴・栄養成分
丸ごと食べることでカルシウム補給

いわしはかつて大衆魚と呼ばれ安い魚の代名詞でしたが、最近では漁獲量が激減しています。いわしには、真いわし、かたくちいわし、うるめいわしなどの種類があります。また、幼魚を天日干しや蒸すなどの加工したしらす干し、たたみいわし、ちりめんじゃこなどがあります。

からだに7つの黒い斑点があるのが真いわしで、いわしの代表格です。かたくちいわしは、下あごが短いために上あごだけに見えることから名付けられました。煮干しやアンチョビなどの加工品として使われることが多いいわしです。目が大きく、潤んでいるようにみえるうるめいわしは、丸干しなどにされます。

良質のタンパク質を含み、「DHA」や「EPA」も豊富です。めざしや丸干しは骨ごと食べられるので、育ち盛りの子どもや骨粗しょう症の人にとっては骨をつくる「カルシウム」や「リン」の補給に最適な食材といえます。また、腸からのカルシウムの吸収を高める「ビタミンD」も含まれています。

丸干しやめざし、たたみいわしなどの加工品は、生のいわしより栄養価が高いのですが、塩を使って保存性を高めているので、高血圧の人は注意が必要です。

◆選び方・効果的な摂り方

新鮮ないわしは、身が引き締まっていて、目に濁りがありません。鮮度が落ちてくると、うろこが剝がれてきます。

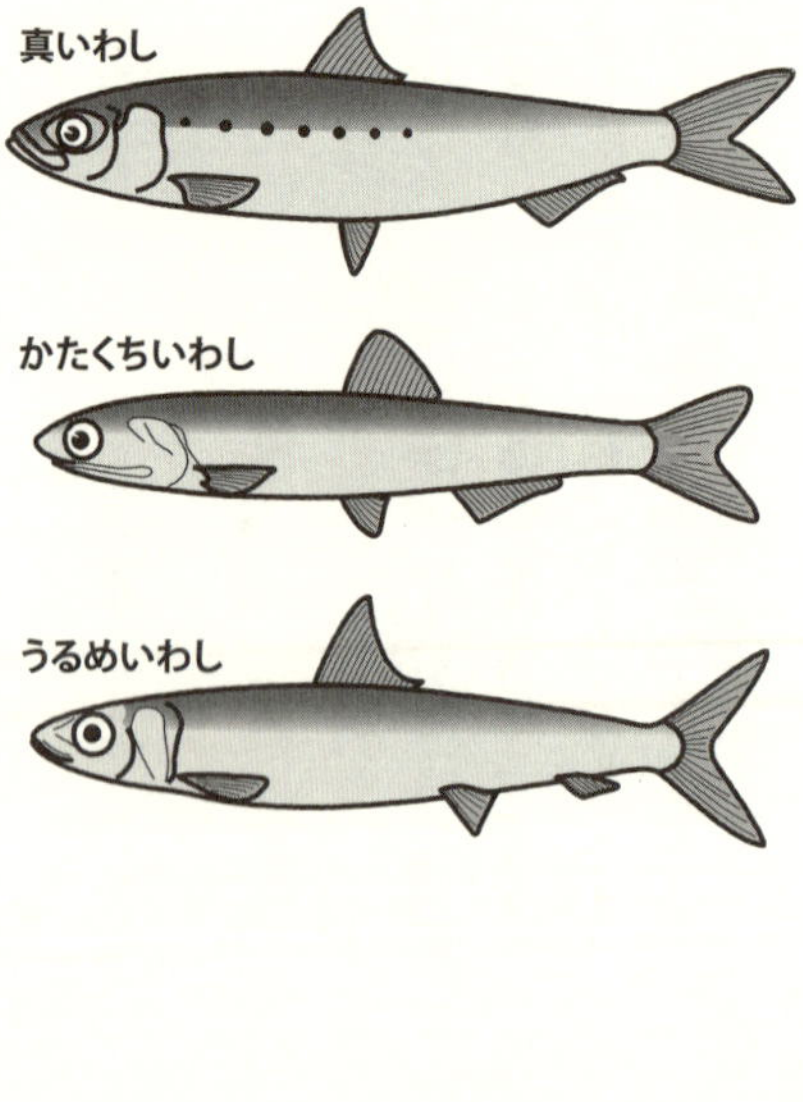

さば

魚

◆特徴・栄養成分

ビタミン、ミネラルがバランスよく摂れる

「鯖」という漢字のとおり、背の部分に青い斑点があり、青魚の代表といえます。さばにもいくつかの種類がありますが、私たちがよく食べているのは、真さば、ごまさばです。

さばの身には、自分自身を消化する分解酵素があるのと、水分を多く含んでいるため、獲れてからの傷みが早く「さばの生き腐れ」という言葉があります。そのため、生食するにしても塩と酢でしめたしめさばを食べます。

「DHA」や「EPA」のほかにも、「ビタミンB群」、「ビタミンD」などのビタミン、さらにはミネラルをバランスよく含んでいます。

調理していると黒くなる血合いには、鉄分が多く含まれています。

◆選び方・効果的な摂り方

新鮮なさばは、腹が張っていて、白目の部分が濁っていません。また、切り身は、皮が張っているものを選びましょう。

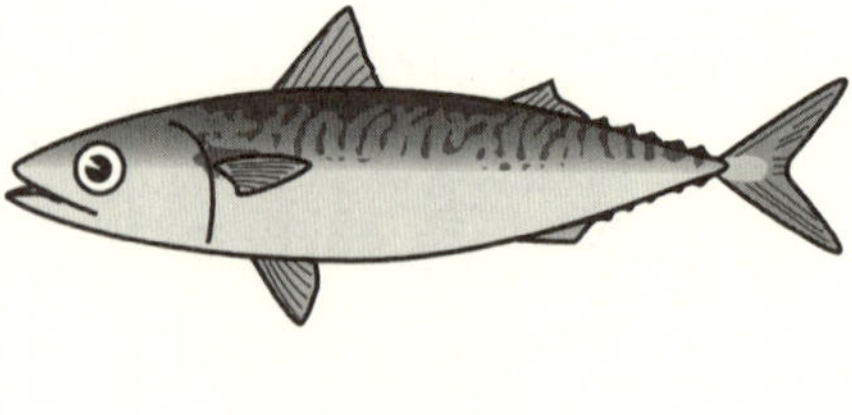

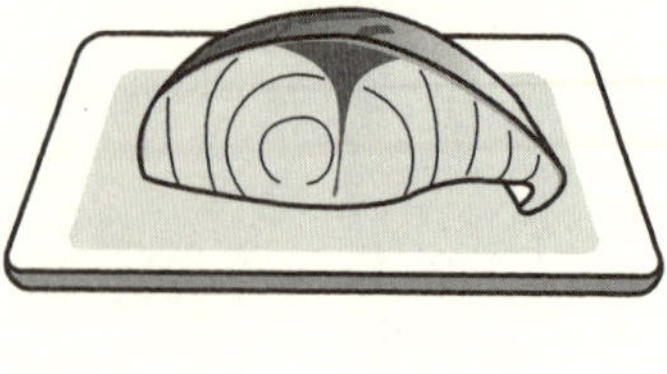

あじ

魚

◆特徴・栄養成分
ほかの青魚に比べ脂肪が少ない

あじは、暖流の流れに乗って日本の周辺海域を回遊しています。いわしと並んで、日本人のタンパク質補給を支えてきた大衆魚です。体側にゼイゴ（ゼンゴ）と呼ばれる硬いうろこが走っているのが特徴です。

あじには、真あじ、むろあじ、しまあじなどがあります。私たちがよく口にするのは真あじです。むろあじは、焼くと独特の臭いがするくさやに加工されることもあります。身が引き締まっていて、歯ごたえのある食感から寿司や刺身になることが多いのがしまあじです。

「ＤＨＡ」や「ＥＰＡ」が豊富なのはほかの青魚と変わりませんが、脂肪が少ないのが特徴で、いわしやさば、さんまなどほかの青魚の半分以下です。肥満が気になる人が、効率よくＤＨＡやＥＰＡを摂るのに最適といえます。

小さいあじなら、から揚げにすることで骨まで食べられますから、カルシウム補給に最適です。

あじで注意したいのは干物です。干物はプリン体を多く含みますので、痛風や高尿酸血症の人は、食べすぎないようにしてください。また、アレルギー体質の人の場合、じんましんが出ることがありますから注意してください。

◆選び方・効果的な摂り方

新鮮なあじは、エラが鮮やかな赤色をしていて、ヒレがピンと張っています。また、ほかの青魚と同様に、白目がよどんでなく、きれいな目をしたものを選ぶようにしましょう。生魚に共通していることですが、鮮度が落ちやすいので食べる日に購入するようにしましょう。

さんま

魚

◆特徴・栄養成分

DHA、EPA以外にカルシウム、ビタミンD、タウリンを多く含む

さんまの漁獲期は年に2回あります。春から夏、太平洋を北上して紀伊半島沖で獲れるさんまを「上りさんま」といいます。一方、秋、北海道まで北上したさんまが南下するのが「下りさんま」です。さんまの旬は、脂ののった下りさんまの秋でしょう。

秋の下りさんまは、「DHA」、「EPA」が豊富です。また、良質のタンパク質に加えて、ほかの青魚と同様に、「カルシウム」や「ビタミンD」が豊富です。

さらに、「タウリン」を含んでいるのが特徴です。タウリンはアミノ酸の一種で、魚の血合いや貝類、いか、たこに豊富に含まれています。ちなみに、豚肉や牛肉、鶏肉などの肉類にはごく少ししか含まれていません。

タウリンは、疲労回復に効く成分ですが、そのほかにも、さまざまな作用を備えています。

交感神経抑制作用があり、食塩の摂りすぎによる高血圧を改善することがわかっています。また、心筋（心臓の筋肉）の収縮力を高め、心臓から送りだされる血液量を増やします。さらに、肝臓の解毒作用を強化したり、肝細胞の再生を促進します。そのほかにも、インスリンの分泌を促進して高血糖状態を改善すると考えられています。

苦味のある内臓には、抗酸化作用、皮膚や粘膜の保護に働く「ビタミンA」が多く含まれています。

◆選び方・効果的な摂り方

白目に濁りがなくきれいで、身が引き締まり、ツヤがよく、ヒレがピンと張っているさんまが新鮮です。

魚の内臓が苦手という人がいると思いますが、内臓には各種ビタミン・ミネラルが多く含まれているので、少しずつでも食べられるようになると、さんま全体の栄養を摂ることができます。

魚

かつお

◆特徴・栄養成分

うまみ成分イノシン酸やカルシウムを積極的に摂ろう

温暖な海域で生まれ、黒潮（暖流）にのって日本近海を北上します。3月頃に九州、四国に至り、5月前後に房総半島沖を通過し、三陸沖に達した10月頃から南下し始めます。「目には青葉、山ホトトギス、初がつお」という俳句にもあるように、初夏に獲れるかつおを「初がつお」と呼び、秋に南下してくるかつおを「戻りがつお」と呼びます。

初がつおは、まだ脂肪が少なくあっさりした味が特徴です。それに対して、戻りがつおは脂がのっています。

かつおは、うま味成分の一つである「イノシン酸」を多く含んでいるので、身を丸ごと干したかつお節は和食やうどん、そばのだしとして欠かせません。

骨や歯の主な成分である「カルシウム」、「リン」、「ビタミンD」を多く含みます。また、血合いには、疲労回復作用のある「タウリン」、鉄欠乏性貧血の改善に欠かせない「鉄」

が豊富に含まれています。アミノ酸であるタウリンは、疲労回復作用のほかにも、高血圧の改善、心臓機能の強化、肝臓の解毒作用の強化などの効果が期待できます。

◆選び方・効果的な摂り方

かつおは切り身で買うことが多いので、目の澄み具合、腹の張り具合などがわかりません。新鮮なかつおの切り身を選ぶポイントは、身が赤く、血合いとの境目がはっきりしていることです。

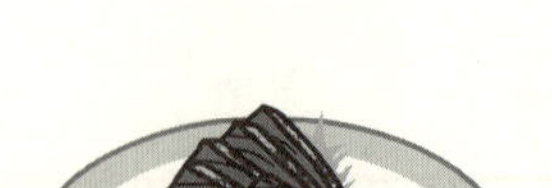

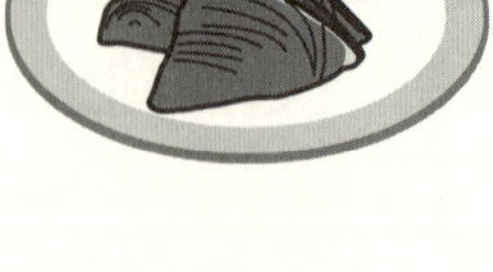

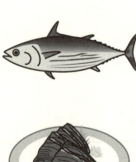

魚

まぐろ

◆特徴・栄養成分

大トロや中トロにはDHA、EPAが、赤身にはタウリン、鉄が豊富

日本人が好きな魚といえばまぐろでしょう。最高級のまぐろとされるのが、大トロが多く味わいが濃厚な「本まぐろ《くろ》」です。本まぐろについで高級といわれ、身は濃い赤色、硬くしまっているのが「みなみ（インド）まぐろ」です。

そのほかにも、目が大きく、身はやわらかくて刺身向きの「めばちまぐろ」、皮肌が黄色で、身は淡いピンク色をして味は淡泊でくせがない「きはだまぐろ」、淡い乳白色をしていて身が極めてやわらかい「びんながまぐろ」などがあります。

まぐろは、青魚のなかでも部位によって味わいが大きく違うのが特徴といえます。腹からエラに近い部分で脂がいちばんのっているのが大トロ、それ以外の腹の部分と背側が中トロ、胴の中心部分が赤身です。

大トロや中トロには「ＤＨＡ」や「ＥＰＡ」が豊富な一方、赤身には疲労回復作用や高血圧の改善、心筋（心臓の筋肉）、肝機能の強化など多彩な働きをする「タウリン」、鉄欠乏性貧血の人に欠かせない「鉄」が多く含まれています。

また、ビタミン、ミネラルもバランスよく含まれていますが、特に「セレン」を多く含むのが特徴です。セレンは、抗酸化作用をもつミネラルで、ビタミンEとともに働いたときに強い抗酸化作用を発揮します。そのほかにも、ウイルスや細菌などの病原体に対する抗体の産生を促進して免疫機能を高めたり、水銀やカドミウムなどの有害な重金属の毒性を軽減する作用があります。

◆選び方・効果的な摂り方

まぐろは刺身や冊（さく）で買うことが多いのはないでしょうか。おいしいまぐろは、木目状の白い筋目で見分けます。冊の場合、筋目が切り口と直角に入っているものが最良です。斜めに入っているものは普通品といえ、木の年輪のように入っていたり、筋目の間隔が広いものは選ばないほうがいいでしょう。

ほとんどのまぐろの冊は、冷凍したまぐろを解凍して販売しています。解凍してから時間が経つと赤い汁（ドリップ）が出てきます。ドリップのなかにはまぐろのうま味成分が含まれているので、ドリップが出ている冊は避けましょう。

刺身の見分け方としては、赤みの色が鮮やかなものが最良です。一方、血の塊である赤黒い斑点が多いものは避けましょう。

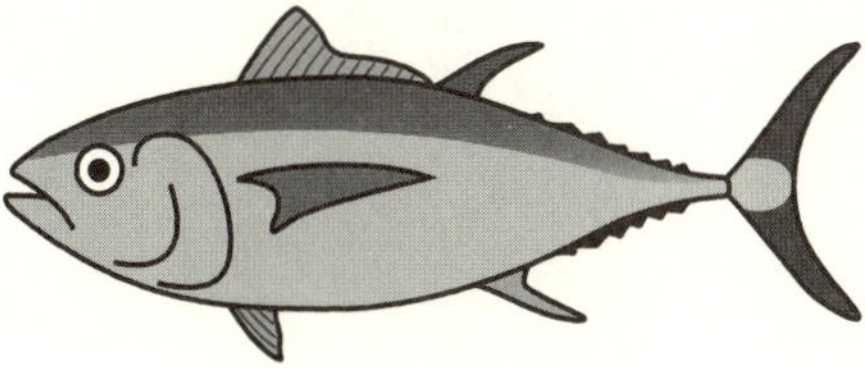

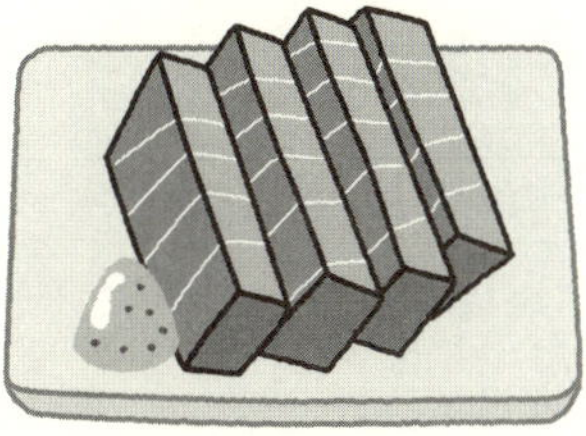

ぶり

◆特徴・栄養成分
DHAやEPA、ナイアシンを豊富に含む

ぶりは出世魚といわれ、成長とともに呼び名が変わります。関東では、わかし→いなだ→わらさ→ぶり、関西では、つばす→はまち→めじろ→ぶりといいます。

寒ぶりがおいしいぶりの代名詞になっているように、冬季の日本海で獲れるぶりは脂がのっています。それに対して、いなだやはまちは、脂質が少なめであっさりとした味わいが特徴です。

「DHA」は本まぐろと並んでとても豊富に含まれ、「EPA」も多く含まれています。そのほかにも、カルシウムの腸からの吸収に欠かせない「ビタミンD」、ビタミンB群の一つで脳の神経細胞の働きを補助し、健康を改善する作用のある「ナイアシン」などを含んでいます。血合いの部分には、抗酸化作用のある「ビタミンA」、鉄欠乏性貧血の人に欠かせない「鉄」が多く含まれています。

◆選び方・効果的な摂り方

一尾まるごと買うときには、エラがきれいな赤色で、白目が濁っていないものを選びましょう。また、胴体に厚みがあり帯状の黄色いラインがはっきりしていて、尾ビレが大きく、うろこが光っているものが、新鮮で脂がよくのっています。

切り身は、血合いが赤く、身が薄いピンク色をしていて、皮と身の境目がうっすらと白いものが新鮮で脂がのっています。

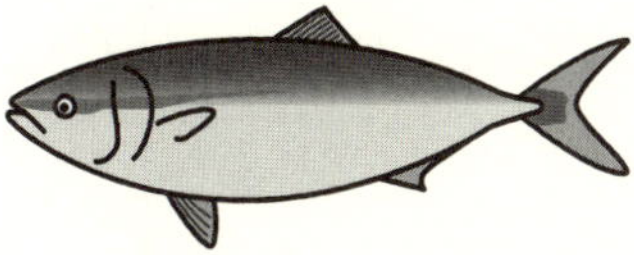

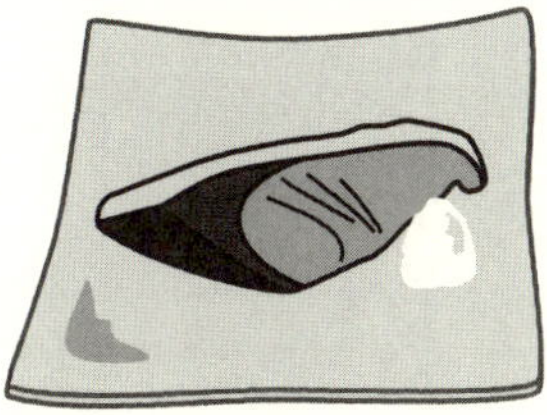

鮭

◆特徴・栄養成分

DHAやEPA、ビタミンB群・Dを豊富に含む

鮭は、川で誕生した稚魚が生まれ故郷の川を下り、3年から6年の間、海で成長して、産卵のために生まれた川を遡上します。

鮭には、白鮭、紅鮭、キングサーモン、からふとますなど、多くの種類がありますが、日本人がよく食べているのは白鮭で、産卵直前の鮭がいちばんおいしいといわれています。また、白鮭のなかでも、夏場の東北以北で獲れる若いものを「ときしらず」といい、味がとてもいいのが特徴です。鮭のたまごを塩漬けにしたのが筋子やいくらです。主に年末年始に出回る新巻鮭は、夏から秋に海で獲れた鮭を塩蔵加工したものです。

旬の鮭は、脂がのって「DHA」や「EPA」も豊富に含まれています。そのほかにも、エネルギー代謝に欠かせない「ビタミンB群」、カルシウムの吸収を助ける「ビタミンD」が豊富に含まれています。

アスタキサンチン

色素成分のアスタキサンチンに強力な抗酸化作用がある

鮭の身が赤いのは、カロテノイドの一種である「アスタキサンチン」という色素成分によるものです。

ちなみに、カロテノイドとは、動植物に含まれる色素で、カロテン類とキサントフィル類があります。カロテン類はにんじんなどに多く含まれ、体内でビタミンAに変換されるβ-カロテン、トマトに多く含まれるリコピンなどが有名です。一方、キサントフィル類としては、鮭、えびやかにの甲羅に含まれ、強力な抗酸化作用をもつアスタキサンチンなどがあります。

このアスタキサンチンには強力な抗酸化作用があります。鮭は生まれ故郷の川を流れに逆らって遡上する際に、莫大なエネルギーを使います。このとき、体内では活性酸素が発生し、細胞は大きなダメージを受けているはずです。しかも、産卵するまでいっさいエサを食べません。なぜ、このような多大なダメージを克服できるのかというと、アスタキサンチンが活性酸素による酸化ストレスを無害化し、細胞に対するダメージから守っているからです。

アスタキサンチンの抗酸化作用は、ビタミンEの約500倍、トマトに豊富に含まれるリコピンの数倍あることがわかっています。

アスタキサンチンがアルツハイマー病を予防!?

アスタキサンチンは、認知症のいちばんの原因であるアルツハイマー病を予防するのではないかと期待が集まっています。

脳には、血液の流れにのった有害物質の侵入を防ぐために「血液脳関門」と呼ばれる、検問所があります。そのため、脳には、エネルギー源となるブドウ糖や酸素、細胞膜を形成するコレステロールなど、ごく一部の成分しか入ることができません。アスタキサンチンには、この血液脳関門を通過することができる特性があります。つまり、アスタキサンチンは、脳の神経細胞の酸化を防いでアルツハイマー病の発症リスクを軽減することが可能なのではないかと考えられているのです。

◆選び方・効果的な摂り方

鮭は切り身で買うことがほとんどではないでしょうか。新鮮でおいしいさけの切り身を見分けるポイントは、皮がはっきりした銀色をしていて、身が引き締まっていることです。

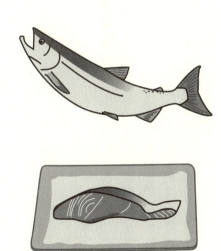

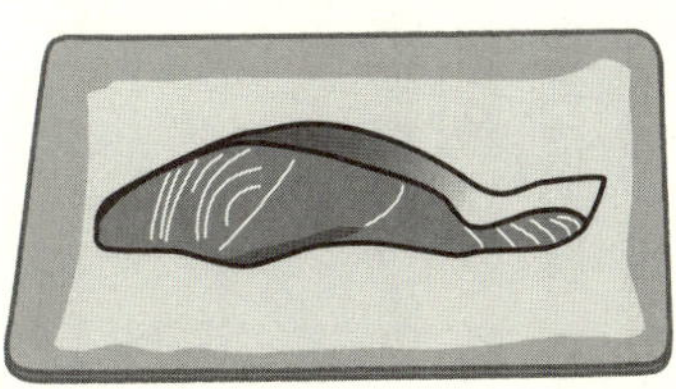

魚缶

◆特徴・栄養成分

缶詰なら1日に必要なDHAが無理なく摂れる

青魚には、「不飽和脂肪酸」の「DHA（ドコサヘキサエン酸）」が豊富に含まれています。DHAは、血液中のLDL（悪玉）コレステロールや中性脂肪を減らし、余分なLDLコレステロールを肝臓に回収する役割を担うHDL（善玉）コレステロールを増やします。

DHAや「EPA（エイコサペンタエン酸）」を効率よく摂取するには、青魚を生食したり、焼いたり煮たりした料理を食べるよりも、青魚の缶詰から摂るほうが手軽です。しかも、缶詰ならではのメリットがたくさんあります。

DHA、EPAの働きについては、「青魚」の項の冒頭（49ページ）を参照してください。

不飽和脂肪酸の多くは、光が当たったり酸素に触れると酸化されやすいという特性をもっています。これは、不飽和脂肪酸の一種であるDHAも例外ではありません。そのほかにも、DHAは油や水分に溶けやすく、煮る、炒める、揚げるなどの調理の仕方によって、失われてしまいます。また、青魚を冷凍保存しても、DHAが損失してしまうといわれています。その点、缶詰は、青魚を生のまま詰め、酸化を促進する空気を抜いて加熱するため、DHAが大きく失われることはありませんし、長期保存しても酸化する心配がありません。

もちろん、缶詰を製造する工程でDHAが缶汁に溶け出します。この汁には、DHA以外にも青魚のさまざまな栄養成分が溶けだしていますので、すべて料理の材料として利用しましょう。

厚生労働省が望ましいとする1日のDHAの摂取量を缶詰で摂るとすると、オイルサーディンのようにDHAを多く含む缶詰なら3分の1缶、DHAの量が少ないさけの水煮缶でも1缶食べれば十分です。毎日、青魚を食べることは難しいかもしれませんが、缶詰なら無理なく1日に必要なDHAを摂ることができるのです。

骨ごと食べて不足しがちなカルシウムを補給

日本人の食生活は先進国のなかでも豊かなほうですから、厚生労働省が望ましいとする摂取量をほとんどの栄養素でクリアしています。ところが、「カルシウム」はどの世代、性別を問わず不足気味です。

カルシウムは骨の重要な構成成分ですから、不足すると骨がすかすかになり骨折しやすくなる骨粗しょう症になるリスクが高まります。それ以外にも、カルシウムは体調を整えるうえで重要な役割を果たしています。

心臓の拍動や筋肉の収縮をスムーズにするにはカルシウムが欠かせません。また、神経の興奮を鎮めて安定させ、イライラする気持ちを抑えるのにも重要な役割を果たしています。そのほかにも、ホルモンや唾液、胃液などの分泌のコントロールをしたり、細胞の分裂・分化を促進したり、白血球の免疫機能を高める補助をしたりなど、カルシウムの働きは多岐にわたります。

青魚の缶詰は、高圧で加熱することで骨がやわらかくなり、骨ごと食べることで青魚を食べるよりカルシウムを格段に多く摂ることができます。

カルシウムは腸から吸収されにくいミネラルです。カルシウムの吸収を補助するのが「ビタミンD」です。青魚にはビタミンDが豊富に含まれていて、1日に必要なビタミンDの量を缶詰なら約100g摂ることで満たすことができます。

抗酸化作用のあるビタミンE、エネルギー代謝に欠かせないビタミンB群も

青魚には、さまざまなビタミンが含まれていますが、青魚の缶詰ならこれらのビタミンを効率よく摂ることができます。特に、抗酸化ビタミンのなかでも最も強い抗酸化作用をもつ「ビタミンE」の場合、1日に必要な量をオイルサーディンなら1缶で摂ることができます。

ビタミンEは、活性酸素によって酸化される細胞の身代わりになって酸化されますが、一度、酸化されてしまうと抗酸化力が著しく低下します。ビタミンCは、抗酸化作用があるとともに、低下したビタミンEの抗酸化力を活性化する働きもします。缶詰と、ビタミンCを豊富に含む野菜や柑橘類を組み合わせた献立を考えてみましょう。

青魚の缶詰には、三大栄養素「タンパク質、脂質、炭水化物（糖質）」の代謝に欠かせない「ビタミンB_2・B_6」、「ナイアシン」といったビタミンB群も豊富に含まれています。

◆選び方・効果的な摂り方

缶詰をおいしく食べるには、缶詰の製造年月日をチェックするといいでしょう。缶詰は、製造してから3カ月から1年経った頃が、味がしみ込んで最もおいしいとされています。いつ製造されたかは、賞味期限を見ればわかります。缶詰の賞味期限は3年なので、賞味期限の年月日から逆算すれば製造年月日がわかります。

缶詰の保存は、冷暗所が理想です。とはいっても、冷蔵庫に入れる必要はなく、常温でいいでしょう。ただし、日光や温風が当たるところや、湿度の高い場所は避けてください。

DHAやEPA、エネルギー量、タンパク質、脂質、炭水化物（糖質）、ナトリウムなどの栄養成分の含有量は製品ごと、製造された時期によって異なりますから、缶詰に表示されている数値を確認してみましょう。缶詰の原料が気になるときには、どのような調味料や油が使われているかを表示で確認してください。

抗酸化作用のあるビタミンEは、脂溶性ビタミンなので体内に蓄積されます。サプリメントなどで極端に摂りすぎると血液が固まりにくくなるので注意してください。

コラム①

日本人がかかりやすい病気について

かつて日本人が罹患しやすい病気といえば、肺結核などの感染症でした。これは、体内に侵入したウイルスや細菌から身を守る免疫力が低かったためです。免疫力を支えているのは、白血球をはじめとした免疫細胞です。免疫細胞はタンパク質で構成されています。昔の日本人の食事は、野菜やきのこ、海藻類が中心で、タンパク質が不足していたために、感染症にかかりやすかったのです。

また、主食であるごはんは無味なため、おかずに塩分を多く使っていました。減塩が叫ばれ、現在の日本人の1日の塩分の平均摂取量は10〜11g程度ですが、かつては現在の倍近い塩分を摂っていました。そのため、高血圧の患者がとても多かったのです。

昭和30年代から40年代初期の高度経済成長を遂げた日本人の食生活は、それまでとは一変しました。不足していたタンパク質は魚に加えて、豚肉や牛肉、鶏肉などから摂ることで十分に満たされるようになりました。ところが、これらの肉には、良質のタンパク質以外に、飽和脂肪酸が多く含まれています。また、揚げものや炒めものなど油を使う料理が食卓を占領するようになりました。さらに、ハンバーガーなどの脂肪分の多いジャンクフードや、ポテトチップスなどの油で揚げたスナック菓子も日常的に食べるようになりました。

その結果、肥満が増え、コレステロール値や中性脂肪値が高い脂質異常症が急激に増えています。

また、食生活が豊かになるのと並行してケーキなどの甘いデザート、糖分の多い果物を日常的に食べるようになり、糖質の摂りすぎも肥満を増やす一因になっています。特に、砂糖は腸からの吸収が速く、急激に血糖値を上げます。こうした食生活を続けていると、やがて高血糖状態が恒常化して糖尿病を発症するリスクが高まります。

塩分の摂取量はここ40年でだいぶ減ってきましたが、それでも世界的にみると日本人の塩分摂取量はまだ多く、高血圧の患者数は減っていません。

このように食生活の欧米化による高脂質・高糖質の食事、交通機関の整備や家電の普及による運動不足が、生活習慣が誘因となって発症する糖尿病、高血圧、脂質異常症を増やしています。

肥満に加えてこれらの病気が一つでもあると、ほかの生活習慣病を発症するリスクが高まります。つまり、肥満で糖尿病の人は、脂質異常症を発症しやすくなりますし、高血圧の人は糖尿病を発症しやすくなるという相関関係があります。

昭和56年以来、日本人の死因のトップはがんです。がんも生活習慣病の一面をもっています。国立がん研究センターが作成した「がんを防ぐための12カ条」を見ると、「食べすぎを避け、脂肪は控えめに」「塩辛いものは少なめに、あまり熱いものは冷ましてから」「バランスのとれた栄養をとる」など、12項目のうち8項目が食生活に関するものです。いかに食生活ががんの発生に影響を与えているかがわかります。

肥満、糖尿病や高血圧、脂質異常症は、血管の動脈硬化の原因になります。これらの生活習慣病は、初期のうちにはほとんど自覚症状がないため、健康診断などで異常を指摘されても放置したり、まったく気づかないまま進行してしまうケースが決して少なくありません。

動脈硬化が進行すると、血管の内腔が狭くなり血流が滞ったり途絶えしまったり、血管の弾力性が失われて破れやすくなります。動脈硬化が脳で起きると脳梗塞や脳出血といった脳卒中を、心筋（心臓の筋肉）に栄養素や酸素を供給する冠動脈で起きると狭心症や心筋梗塞といった虚血性心疾患を発症するリスクが高まります。

事実、日本人の死因の第2位は心筋梗塞などの心疾患ですし、第3位が脳卒中などの脳血管疾患です。

医療技術の進歩、新薬の開発で、これらの重篤な病気でも救命率は向上していますが、半身マヒなどの後遺症が残ったり、食生活をはじめとした日常生活が制限されたりすることがあります。日本は世界有数の長寿国ですが、健康寿命という点では決して誇れるものではありません。事実、人の世話を受けないで生活できる日本人の健康寿命は、男性が71歳、女性が74歳です。平均寿命と健康寿命の差は、男性で約9年、女性が約12年です。この間、人の世話になったり、寝たきりの状態で生活しなくてはならないのです。

今後、日本人に増える病気は、生活習慣病とそれに伴う命にかかわる重篤な病気に加えて、認知症があります。

認知症のなかでも最も多いアルツハイマー型認知症もまた生活習慣病といっていいでしょう。アメリカのカリフォルニア大学サンフランシスコ校のデボラ・バーンズ准教授とクリスティーネ・ヤッフェ教授は、アルツハイマー型認知症の発症要因のなかに7つの改善可能な危険因子があるという推論を発表しました。「糖尿病」「中年期高血圧」「中年期肥満」など、7つの改善可能な危険因子のうち5つが生活習慣にかかわるものです。

このようにみてくると、現代の日本人がかかりやすい病気は、食生活をはじめとした生活習慣と密接につながっていることがわかります。つまり、生活習慣を見直して、悪いところがあれば改善することで、現代日本人がかかりやすい病気を予防して、健康長寿を全うすることが可能であるといえるのです。

第2章　毎日、少しずつでも摂りたい食材

発酵食品

◆特徴・栄養成分

乳酸菌や納豆菌などの微生物が発酵することで食材がもつ力をパワーアップ

「乳酸菌」や「納豆菌」、「麹菌」などを使った漬物や納豆、味噌、醤油などの発酵食品が、体にいいことは昔から経験的にわかっていました。最近はさまざまな研究をとおして、なぜ発酵食品が私たちのからだを活性化して、健康を維持・増進するのかまで解明されてきました。

そもそも、発酵とはどのような現象で、発酵食品にはどのような機能があるのでしょうか。

発酵とは、微生物が野菜や豆などの食材を分解して、アルコールや炭酸ガスなどを生成する作用です。そして、発酵食品とは、野菜などの食材に、乳酸菌や麹菌などの微生物を加えて発酵させたものをいいます。発酵の過程を経ることで、食材が本来もっている栄養素やおいしさをパワーアップさせます。

たとえば、乳酸菌は、糖質を分解してエサ（栄養分）にしながら増殖して「乳酸」という成分をつくりだします。乳酸には、腸内環境を整える作用があります。その結果、便秘や下痢の予防・解消、免疫力のアップ、アレルギーの解消、美肌効果など、からだにとって有益なさまざまな働きをします。乳酸菌とひと言でいっても、味噌や醤油、漬物などの発酵食品をつくる植物性のものと、チーズやヨーグルトなどをつくる動物性のものがあり、それぞれの微生物によって異なる特性があります。ちなみに、植物性乳酸菌は、酸に強く生きたまま腸に届くという大きな特性をもっています。

発酵食品がもつ5つのメリット

野菜や豆、牛乳などの食材を発酵させることで、つぎのようなメリットが生まれます。

①栄養素を分解することで、吸収されやすくなる

微生物が食材の中に入り込み発酵が始まると、食材の分解が進みます。その結果、タンパク質はアミノ酸、炭水化物はブドウ糖などの単糖類、脂肪は脂肪酸という小さな分子にまで分解されます。それによって、胃や腸での消化作用を助け、速やかに吸収することができます。

②栄養価がアップする

食材が分解される過程で乳酸菌や抗酸化作用のあるビタミン、微量成分の「フィトケミカル」といったからだに有益な成分が引きだされます。

③微生物の作用で新たな栄養素が生まれる

納豆菌は、発酵の過程で代謝を促進したり、細胞分裂に作用する「ビタミンB_{12}」を10倍に増やします。さらに、大豆には含まれていなかった、血栓を溶解する「ビタミンK」、血圧の上昇を抑制する「ペプチド」などをつくりだします。

④食品の保存性を高める

乳酸菌の発酵では、発酵が進むと乳酸がつくられますが、乳酸の数が増えて一定の濃度（飽和濃度）に達すると、自動的に乳酸菌の発酵が止まります。この状態になると、食材を腐敗させる菌が入り込む余地がなくなり、保存性が高まります。

⑤食品をおいしくする

微生物が発酵することで、食品に含まれる栄養素はアミノ酸や単糖類、脂肪酸に分解され、食材がもっている本来のうま味や風味を引きだします。

乳酸菌で腸内環境が整うと便秘・下痢が解消し、免疫力が高まる

発酵食品に共通する特性は、整腸作用です。

人間の腸の内腔では、数百種類、約100兆個もの細菌が細菌叢を形成しています。これらの細菌には、発酵することで有益な成分を生みだす乳酸菌やビフィズス菌、腸内の内容物を腐敗させて有害な物質に変えたり、ガスを発生させるウェルシュ菌や大腸菌などの悪玉菌、どちらでもない日和見菌が共存しています。

通常、健康な人では、善玉菌が優性で腸内環境を保っています。ところが、食生活の乱れ、過度のストレス、抗菌薬（抗生物質）の服用、食品添加物の過剰摂取などによって悪玉菌が優勢になると、日和見菌が悪玉菌の味方について腸内環境が崩れます。その結果、下痢や便秘、免疫力の低下を招き感染症、アレルギーなどの病気を発症しやすくなります。

発酵食品では、発酵の過程で乳酸菌が増殖します。乳酸菌は、腸内の善玉菌を増やします。善玉菌が増えて腸内環境が整うと、私たち人間に備わっている自然治癒力、つまり免疫力がアップするのです。

免疫機能は全身に備わっていますが、その6～7割が腸に集中しています。そのため、腸内環境が整うことで腸の働きが活発になり、免疫の中心的な役割を果たしている白血球、

特にリンパ球の働きが活性化することで免疫力がアップします。

腸の免疫力がアップすることでがんの発生が抑制される

発酵食品によって免疫力がアップすることで、がんの発生が抑制されることがわかってきました。

私たちは、日常的にウイルスや細菌などによる感染症やアレルギーを引き起こす危険にさらされています。また、紫外線、排気ガス、喫煙や喫煙者のタバコから立ち上る副流煙に含まれているタールなどの発がん物質のリスクを抱えて生活しています。

さまざまな外敵からからだを守るのが免疫システムです。免疫の中心になるのが白血球の一つであるリンパ球です。リンパ球は、ナチュラル・キラー（NK）細胞、T細胞（キラーT細胞、ヘルパーT細胞）、B細胞から構成されていて、それぞれに異なる役割を担っています。

以前は、直接的にがん細胞や病原体を攻撃するキラーT細胞が、免疫システムの主役と考えられていました。ところが、最近の研究で、キラーT細胞と並んでヘルパーT細胞の重要性が明らかになってきました。

ヘルパーT細胞には1型と2型があり、二つのバランスがとれていることで健康が保たれています。腸内環境のバランスが崩れると二つのヘルパーT細胞のバランスも崩れやすくなります。1型が優勢になると、膠原《こうげん》病のように自分の細胞を異物とみなして攻撃する自己免疫疾患になるリスクが高まります。

一方、2型が優勢になると、発がんリスクが高まったり、アレルギー反応が強く出やすくなります。

こうしたときに、二つのヘルパーT細胞のバランスを整えてくれるのが発酵食品なのです。

納豆

◆特徴・栄養成分

蒸した大豆に納豆菌を加えて発酵させる

大豆を蒸して納豆菌を加え、40～42℃の環境で1日発酵させると、糸を引く糸引き納豆になります。納豆菌の代わりに麹で発酵させると、糸を引かない乾燥した大徳寺納豆や浜納豆などの寺納豆になります。

納豆はバランスのとれた発酵食品といえ、ナットウキナーゼ、メナキノン－7、ムチンなどが含まれています。

ナットウキナーゼ

血液中の血栓を溶かす

「ナットウキナーゼ」は、大豆が発酵するときに産生される納豆だけに含まれる酵素です。血栓（血液中の血の塊）を予防したり、溶かす作用があります。この作用の強さは、納豆

100gで心筋梗塞の発作直後に処方される血栓溶解薬、ウロキナーゼと同等だといわれています。また、血液循環を改善する作用があり、脳機能の活性化にも働きます。

さらに、最近、認知症の原因となるアルツハイマー病を予防する効果があることが判明しました。アルツハイマー病では、脳の神経細胞に老人斑というシミが認められます。ナットウキナーゼは神経細胞への老人斑の沈着を抑制すると考えられていて、アルツハイマー病の改善、予防につながるのではないかと期待されています。

メナキノン-7

血液中のカルシウムを骨に供給する

体内でビタミンK_2に変換する「メナキノン-7」は、血液中のカルシウムを骨に運んで骨を強くする作用があり、骨粗しょう症の予防や改善に働きます。

ムチン

胃壁に膜を張り、胃粘膜を保護

納豆のネバネバをつくりだす「ムチン」は、タンパク質と多糖類が結合した成分で、オクラや山いもなどにも含まれています。胃壁に膜をつくることで胃粘膜を守ります。また、食後の血糖値の急激な上昇を抑制したり、血液中のコレステロールを低下させる作用があり、糖尿病や脂質異常症、動脈硬化、肥満の予防効果が期待されています。

このほかにも、血液中のコレステロール値をコントロールして動脈硬化を予防したり、肝臓のコレステロールを分解して脂肪肝を防ぐ「レシチン」、強い抗炎症作用をもつ「ポリアミン」なども含まれています。

◆選び方・効果的な摂り方

ナットウキナーゼは、脳梗塞や心筋梗塞などの予防のために、毎日でも食べたい発酵食品ですが、心筋梗塞を発症してすでにワーファリンを服用している人は、納豆を食べるのは控えてください。納豆に多く含まれるビタミンKによって、ワーファリンの効果を低下してしまいます。

発酵食品

味噌

◆特徴・栄養成分

赤味噌と白味噌は大豆と麹の配合率の違い

味噌は蒸した大豆を麹で発酵させて、熟成してつくります。赤味噌と白味噌に大きく分けられますが、二つの味噌の違いは、主原料の大豆と麹の配合率です。大豆の配合率が高いのが赤味噌、麹の配合率が高いのが白味噌です。

メラノイジン・ペプチド

抗酸化作用とエネルギー代謝の上昇で老化や高血糖状態を防ぐ

白味噌に比べて赤味噌は長めに熟成させます。そうすると、赤味噌の褐色をつくりだす色素である「メラノイジン」と「ペプチド」が産生されます。二つの成分はともに、強力な抗酸化作用やエネルギー代謝を上げる働きをもっています。エネルギー代謝が上がることで、食後に増える血液中のブドウ糖が効率的にエネルギーとして消費され、血糖値の急上昇を抑えることができます。

大豆イソフラボン

更年期障害の不定愁訴を軽減する

「大豆イソフラボン」は、大豆胚芽に含まれるポリフェノールの仲間で、体内で女性ホルモンのエストロゲンと同じような働きをします。

更年期障害のイライラやのぼせ、肩こり、冷えなどの不定愁訴の原因は、エストロゲンの減少にあります。イソフラボンは、不足しているエストロゲンに代わってこれらの症状を軽減します。

また、骨量の減少を抑えるとともに、骨へのカルシウムの沈着を促進して、更年期以降に起きやすい骨粗しょう症を防ぎます。

GABA

ストレスの軽減や安眠に効果を発揮する

白味噌は赤味噌に比べて麹を多く含むため、「GABA《ギャバ》」が豊富に含まれています。

ＧＡＢＡは、脳の興奮を抑える神経伝達物質で、ストレスを軽減してリラックスさせたり、安眠に効果があります。

◆選び方・効果的な摂り方

朝食で赤味噌の味噌汁を摂ることで、エネルギー代謝を上げて1日を活動的に送り、夕食で白味噌の味噌汁を摂って、昼間のストレスを軽減し、心地よい眠りを促すのがいいでしょう。

麹は、60℃以上の高温の環境で急激に減少します。ですから、味噌汁を作るときは調理の最後に入れるなど、熱を加えすぎないように注意してください。また、味噌は塩分も多く含んでいるので、一度にあまり多く使わないでください。血圧が高めの人は、減塩味噌などを上手に利用するといいでしょう。

水キムチ

◆特徴・栄養成分

サラダ感覚で発酵したさまざまな野菜や果物が食べられる

水キムチとは唐辛子を使わないキムチで、野菜や果物などいろいろな食材を摂ることができ、辛いのが苦手な人でもサラダ感覚で食べられます。基本の水キムチの材料は、大根、きゅうり、りんご、しょうが、にんにく、酢、塩、上新粉、水で、夏なら2時間ほどで食べられるようになります。

乳酸菌

腸内環境を整えて免疫力のアップ、便秘の解消、肌の健康を促す

免疫細胞の一つであるヘルパーT細胞の1型と2型のバランスが崩れると、花粉症やアトピー性皮膚炎などのアレルギーを引き起こします。「乳酸菌」は、二つのヘルパーT細胞のバランスを整えて花粉症やアトピー性皮膚炎によるアレルギー症状を抑制します。

また、水キムチの乳酸菌は植物性なので、胃酸や腸液によって消化されることなく腸に届きます。腸では便秘の原因になる悪玉菌の増殖を抑えるとともに、善玉菌である「ビフィズス菌」を増やし腸の働きを活発にして便秘を解消します。さらに、水キムチの野菜に含まれる食物繊維が、食べもののカスをまとめて便をつくり、その便が腸壁を刺激して蠕《ぜん》動《どう》運動を活発にすることで排便を促します。

乳酸菌は、カロテンやカテキン、フラボノイドなどの抗酸化物質を産生して細胞を活性化し、シワやシミをできにくくして肌の若さを保ちます。また、水キムチに含まれるビフィズス菌が肌の保湿力を高めます。それに加えて、「食物繊維」によって便秘が改善されることで肌の調子がよくなり、お化粧ののりもよくなります。

抗酸化ビタミン・フィトケミカル

抗酸化作用によって〝がんの芽〟の増殖を押さえ込む

水キムチの野菜や果物に含まれる「ビタミンA・C・E」、ポリフェノールなどの「フィトケミカル」には抗酸化作用があり、活性酸素を無害化してがんの発生を抑制します。同時に、乳酸菌が腸内環境を整え、免疫力をアップして目には見えない〝がんの芽〟の段階で増殖を押さえ込みます。

食物繊維

水溶性食物繊維が肥満や糖尿病、高血圧などの生活習慣病を予防

水キムチの材料になる野菜や果物には「食物繊維」が豊富に含まれます。食物繊維には、水分を吸収して膨らみ、腸壁を刺激して便秘の解消に効果のある「不溶性食物繊維」と、水に溶けてゲル状になる「水溶性食物繊維」があります。

野菜、りんごの皮に含まれる水溶性食物繊維は、腸からのコレステロールや中性脂肪、塩分の吸収を阻害し、便とともに排泄する働きがあります。その結果、血液中のＬＤＬ（悪玉）コレステロールや中性脂肪、ナトリウムを低下させて、肥満、脂質異常症、高血圧などの生活習慣病を予防します。

また、水溶性食物繊維は、腸からの糖質の吸収を緩やかにします。そのため、食後の急激な血糖値の上昇が抑えられ、持続的な高血糖の状態や糖尿病を予防します。

◆選び方・効果的な摂り方

食欲をコントロールする摂食中枢は、食事を始めてから30分くらいで「もうおなかいっぱい」という信号を出します。肥満している人は、よく噛まないで早食いすることが多く、摂食中枢が信号を出す前に食べすぎてしまうのです。

そこで、最初に水キムチを食べてから食事を始めると、食事をしている途中で摂食中枢から満腹の信号が出て食べすぎを防ぐことができます。水キムチの材料は歯ごたえのある野菜が多いので、よく噛んでから飲み込まなくてはなりませんから、それだけで満腹感を覚えることもあります。

水キムチを最初に食べる食事のスタイルを続けていると、自然に腹7分目で満足するようになります。そうなると、長寿遺伝子であるサーチュイン遺伝子のスイッチがONになります。

塩麹

◆特徴・栄養成分

素材のうま味を引き出す〝魔法の調味料〟

「米麹」に塩と水を加えてつくる発酵食品です。塩の代わりに使うことで、ほどよい塩分と深いうま味が生まれることから〝魔法の調味料〟と呼ばれています。

ビタミンB群

三大栄養素の代謝に欠かせない

発酵の過程で食材になかった成分が生みだされます。新しく生まれる成分は「ビタミンB_1・B_2・B_6、ナイアシン、ビオチン、パントテン酸、イノシトール」といった「ビタミンB群」です。ビタミンB群は、三大栄養素（タンパク質、脂質、炭水化物）の代謝に欠かすことができないビタミンで、エネルギー代謝をスムーズにして疲労回復に働きます。

GABA

ストレスを軽減するアミノ酸

アミノ酸の一種である「GABA《ギャバ》」は、脳の神経細胞の興奮を鎮めて、ストレスを軽減したり、質のよい睡眠に誘います。

◆選び方・効果的な摂り方

肉を塩麹に漬け込んでおくとタンパク質が分解されて、しっとりしたやわらかい食感になります。

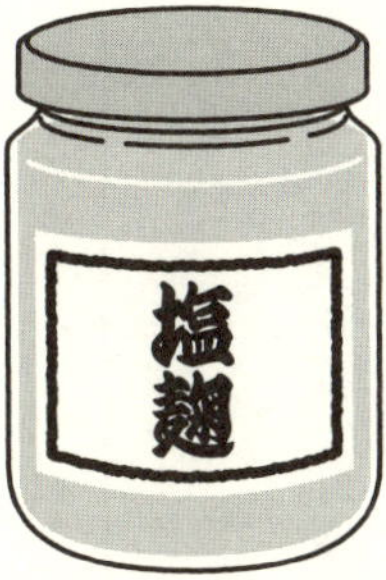

酒粕

◆特徴・栄養成分

日本酒をつくる過程で、酒母と麹、蒸し米、水を加えてつくったもろみを搾るときに残るのが酒粕です。酒粕の中にはさまざまな有用な栄養分が含まれています。

レジスタントプロテイン

脂肪吸着作用で悪玉コレステロールを低下させる

米麹と酵母で発酵させてデンプンやタンパク質を分解する過程で、消化されにくい性質をもつタンパク質の一種である「レジスタントプロテイン」が分解されずに凝縮します。そのレジスタントプロテインはもろみを搾ると酒粕の中に残ります。

レジスタントプロテインは、脂肪を吸着する作用をもっています。腸内で脂肪を吸着して、便とともに排泄され、血液中のＬＤＬ（悪玉）コレステロールを低下させます。また、便に脂肪が増えるのでスムーズに排便できて、便秘の解消になります。

ビタミンB群

代謝をアップさせ、疲労回復

酒粕には酵母も多く含まれていて、三大栄養素の代謝に欠かせない「ビタミンB_1、B_2、B_6、ナイアシン、ビオチン、パントテン酸、イノシトール」などの「ビタミンB群」が豊富に含まれているので、代謝アップによる疲労回復、皮膚の粘膜の生成などに働きます。

アミノ酸

9種類の必須アミノ酸をすべて含んでいる

酒粕の中には、発酵の過程でタンパク質が分解されてできた「アミノ酸」が豊富に含まれています。さらに、私たち人間の体内ではつくることのできない、9種類の必須アミノ酸がすべて含まれています。アミノ酸は、からだの細胞や酵素をつくるタンパク質のもととなります。

◆選び方・効果的な摂り方

酒粕の乾燥を防ぐために、使いやすい分量に小分けしてラップで包み、ビニール袋やファスナー付きの袋に入れて冷凍保存します。解凍は、使う前日に冷蔵に移しておくか、常温で自然解凍しましょう。

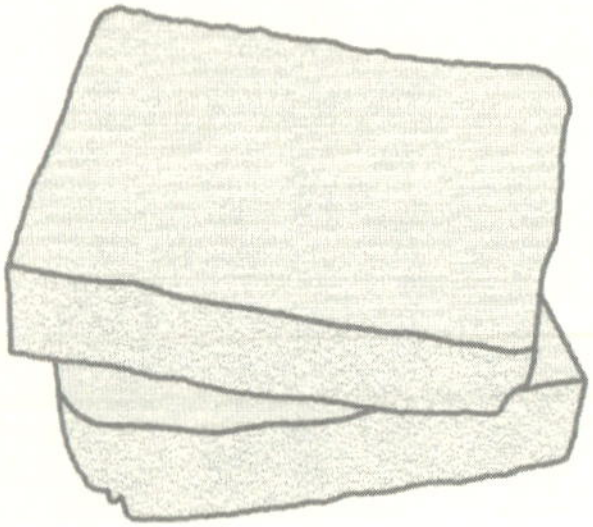

発酵食品

赤ワイン

◆特徴・栄養成分

抗酸化作用のあるポリフェノールを豊富に含む

赤ワインは、赤い果皮のぶどうをつぶした果汁、果皮や種子を丸ごと樽に入れて20℃以上の場所で発酵させてつくります。ぶどうの品種や生育した地域などによって味わいや色味が異なります。また、栄養成分としては、赤ワインには抗酸化作用のある「フィトケミカル」の一種である「ポリフェノール」が豊富に含まれています。

レスベラトロール

アルツハイマー病の予防、改善に有効

ポリフェノールとは、植物に含まれている色素やアクの成分です。赤ワインには、フェノール酸、フラボノイド、アントシアニン、「レスベラトロール」などのポリフェノールが含まれていて、アルツハイマー病の予防に有効であることがわかってきました。

4カ月齢のアルツハイマー病モデルマウスに、6%のエタノールになるように赤ワインを水で薄めて与えたグループと、同量のアルコールを与えたグループの比較実験があります。

11カ月齢に成長したときに、記憶テストを行い、アルツハイマー病の原因といわれているアミロイドβ-タンパク質の量や、アルツハイマー病に認められる脳の神経細胞にできる老人斑の面積を調べました。アルコールグループには、アルツハイマー病の症状が現れていたのに対して、赤ワイングループでは記憶テストの成績が大きく改善し、脳のなかに蓄積したアミロイドβ-タンパク質が減少し、老人斑の面積が縮小していました。

また、レスベラトロールは、長寿遺伝子の一つであるsirtuin（サーチュイン）遺伝子のスイッチをONにすることがわかっています。レスベラトロールとサーチュイン遺伝子については、この章のコラム（146ページ）に詳しく解説しましたので参考にしてください。

アントシアニン

強力な抗酸化作用で動脈硬化や脳梗塞、心筋梗塞を防ぐ

フランス料理の命はソースにあるといわれています。ソースには、コクを出すためにバターをはじめとした飽和脂肪酸がたっぷりと使われています。飽和脂肪酸は、脂質異常症や動脈硬化の原因となり、脳卒中や狭心症、心筋梗塞といった命を脅かす動脈硬化性疾患を発症するリスクを高めます。

ところが、フランス人が動脈硬化性疾患に罹患する率は、ほかの先進国と比べてもそれほど高くありません。この矛盾する現象を「フレンチパラドックス」といって、長年、謎とされてきました。

その答えは、ワインを飲むことで強力な抗酸化作用のある「アントシアニン」をはじめとしたポリフェノールを摂り、飽和脂肪酸による血管の老化を遅らせたり、LDL（悪玉）コレステロールを減少させて動脈硬化や動脈硬化性疾患を予防しているというものです。

◆選び方・効果的な摂り方

アルツハイマー病や動脈硬化を予防するためには、どのくらいの赤ワインを飲んだらいいのでしょうか。

フランスのボルドー大学の疫学調査によると、赤ワインを1日400㎖（グラス3杯程度）飲む人は、まったく飲まない人と比較してアルツハイマー病による認知障害の症状が現れにくいといいます。ただ、日本人は欧米人に比べて肝臓でアルコールを分解する酵素が少ないので、過剰摂取は肝臓に悪影響を与える可能性があります。1日1杯から1杯半が日本人に合った摂取量の目安になるのではないでしょうか。

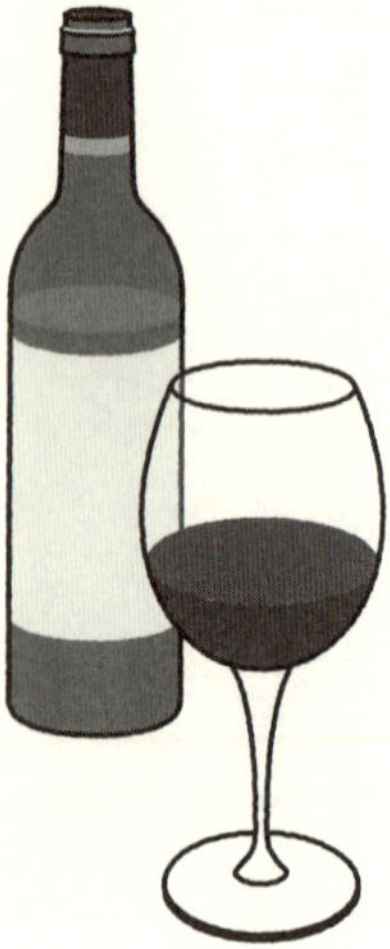

発酵食品

黒酢

◆特徴・栄養成分

米や玄米、米麹、水を仕込み発酵させたあとに、数カ月から数年熟成させてつくります。長期熟成することで、アミノ酸やペプチド、ビタミン、ミネラルが豊富に含まれています。

クエン酸

エネルギー代謝に欠かせない成分

黒酢の酸味のもととなっている「クエン酸」は、ブドウ糖と酸素が燃焼してエネルギー代謝を行うときに欠かせない成分です。

エネルギーは、細胞内にあるミトコンドリアという場所でブドウ糖と酸素が燃焼することでつくりだされます。エネルギー代謝のシステムをクエン酸回路といい、クエン酸はクエン酸回路を効率よくスムーズに機能させています。

クエン酸は、エネルギー代謝を促進すると同時に、代謝するときにできる疲労物質である乳酸がつくられにくくなるよう作用して、筋肉疲労などの症状を速やかに改善します。

アミノ酸・ペプチド・抗酸化ビタミン
がん増殖、血糖値の上昇抑制など多様な働き

黒酢に豊富に含まれる「アミノ酸」「ペプチド」「抗酸化ビタミン」は、熟成期間が長いことから強い作用をもち、感染症の予防、がんの増殖の抑制、血糖値の上昇抑制、コレステロールや中性脂肪の低減、抗菌作用による感染症の予防など、多種多様な働きをもっています。

◆選び方・効果的な摂り方

黒酢には、血糖の上昇を抑制する作用があるので、米やパン、麺類などの血糖値を上昇させやすい食品と一緒に摂ると、食後の急激な血糖値の上昇を抑えることができます。

発酵食品

ヨーグルト

◆特徴・栄養成分

乳酸菌

腸内環境を整えて、便通の改善、免疫力のアップ

動物性の「乳酸菌」を豊富に含むヨーグルトは、腸内の善玉菌を増やすことで腸内環境を整え、便秘や下痢の予防・解消に働きます。

人間の腸には、からだのどの部位より免疫機構が集中しています。腸内環境が整うと、腸の免疫力がアップし感染症の予防、代謝の活性化よる美肌効果などの作用を発揮します。

さらに、免疫細胞のなかで重要な働きをしているヘルパーT細胞の1型と2型のバランスを整えて、がん細胞の増殖の抑制、花粉症やアトピー性皮膚炎の予防、症状の改善などに働きます。

タンパク質

血圧の上昇を抑制する効果も

血圧の上昇を抑制する「タンパク質」が、ヨーグルトに含まれていることが最近明らかになりました。

◆選び方・効果的な摂り方

市販されているヨーグルトのなかに、消費者庁長官の許可を得て「おなかの調子を整える」という効能をうたった特定保健用食品（トクホ）があります。このようなトクホを上手に使って、ヨーグルトがもつ乳酸菌のパワーを利用するといいでしょう。

野菜

ブロッコリー

◆特徴・栄養成分

葉もの以外では数少ない緑黄色野菜

ブロッコリーは、キャベツや小松菜と同じアブラナ科の野菜ですが、葉や実ではなく主につぼみ（花蕾）を食べます。つぼみを食べる野菜としては、かつてはカリフラワーのほうが消費量が多かったのですが、最近では、ブロッコリーにからだにいい「フィトケミカル」が多く含まれていることがわかり、消費量が年々増えています。

ブロッコリーは、ほうれん草や小松菜などの葉もの以外では数少ない緑黄色野菜です。同じ緑黄色野菜でも葉ものに比べて一度にたくさん食べられるというメリットがあります。

フィトケミカル

200種類以上の抗酸化作用のあるフィトケミカルを含む

抗酸化作用のある「フィトケミカル」は多くの野菜に含まれていますが、特に、ブロッコリーには200種類以上、現在わかっているフィトケミカルの5分の1以上も含まれています。

フィトケミカルとは「植物に含まれる化学物質」という意味で、植物の色素や苦味、渋味、香りなどの成分です。

太陽光は生物にとって大きな恩恵を与えてくれるものです。植物であれば、太陽光を浴びることで光合成を行い成長していきます。太陽光はこうした恵みを与える一方で、紫外線による活性酸素の発生というデメリットをもたらします。人間は、日傘を差したり、帽子をかぶったり、日焼け止めクリームを塗ることで紫外線による活性酸素の発生をある程度防ぐことが可能です。

ところが、植物は動くことができませんから、自分の身は自分で守らなくてはいけません。そのために、植物は、紫外線によって発生する活性酸素の酸化ストレスを無害化する、抗酸化作用に働くフィトケミカルを備えているのです。

ちなみに、抗酸化作用には、「活性酸素の発生を防ぐ」「活性酸素を安定化させる」「酸化されたものを無害化し、細胞の損傷を修復する」「細胞の障害を起こした部分に抗酸化因子を送り込む」という4つの段階がありますが、フィトケミカルは、主に「活性酸素を安定化させる」段階で働く成分が多いとされています。

フィトケミカルは、アメリカが国をあげて健康維持・増進に役立つ食品の研究をしているなかで、１９８０年代に発見されました。その数は数千種類から1万種類にも上るとされていますが、現在のところわかっているものは９００種類程度です。ぶどうや赤ワインなどに含まれるポリフェノール、ピーマンや春菊などに含まれるフラボノイド、にんじんなどに含まれるカロテノイドもフィトケミカルの一種です。

スルフォラファン・グルコシノレート

強力な抗酸化作用でがんの増殖を抑制

ブロッコリーに含まれる数多くのフィトケミカルのなかでも注目が集まっているのが、「スルフォラファン（イソチオシアネート）」と、その前駆体（その物質が生成する前段階の物質のこと）である「グルコシノレート」です。

ブロッコリーの細胞の中に存在し、強い抗酸化作用で活性酸素による酸化ストレスを除いたり、がん細胞の増殖を抑制する抗がん作用が期待されています。

がんを予防する可能性が高い食品をまとめた「デザイナーフーズ」一覧のなかでも、ブロッコリーは、極めて高い評価を受けています。アメリカではがんや生活習慣病の予防のために、ポリフェノールやカロテノイドなど約600種類のフィトケミカルをピックアップしました。そして、アメリカ国立がん研究所が、1990年代にそれらを効果の高いものから順番に並べたピラミッド型の「デザイナーフーズ」を作成したのです。

カロテン・ビタミンC・ビタミンE

抗酸化作用でがんや動脈硬化予防に

体内でビタミンAに変換する「カロテン」、「ビタミンC」「ビタミンE」といった抗酸化作用をもつ成分を豊富に含んでいて、がんや動脈硬化の予防に働きます。

葉酸・鉄

鉄欠乏性の改善に働く

ビタミンB群の一つである「葉酸」とミネラルの「鉄」を多く含み、互いに協力して赤血球をつくりだすことから、鉄欠乏性貧血の改善に働きます。

そのほかにも、胃や十二指腸潰瘍を予防する「キャベジン（ビタミンのような働きをすることからビタミンUとも呼ばれる）」、血糖値のコントロールをするインスリンの作用を補助する「クロム」など、さまざまなビタミン・ミネラルが含まれています。さらに、便秘を解消し、コレステロールや中性脂肪の腸からの吸収を阻害したり、糖質の吸収を緩やかにする「食物繊維」も豊富に含まれています。

◆選び方・効果的な摂り方

鮮度のよいブロッコリーほどやわらかく、茹でたときのアクが少ないです。茎の切り口がみずみずしく、鬆（す）がなく、つぼみが小さくてこんもりと盛り上がった緑色が濃いものを選びましょう。つぼみが開いてしまっていたり、黄色く変色したものは鮮度が落ちている印です。

あまり日持ちしないので、その日に使うだけ買うようにしましょう。保存する場合には、ポリ袋などに入れて冷蔵庫に入れれば４、５日はもちます。それ以上保存するときには、あらかじめ茹でて冷凍してください。

茹でる前に、つぼみの中のゴミや虫をよく洗い流します。葉を切り落とし、茹でるときには塩を加えるとつぼみの緑色が鮮やかになります。茹ですぎると熱に弱いビタミンCが失われてしまうので、小房に分けて素早く茹でるのがコツです。

つぼみだけを食べることが多いのですが、茎にはビタミンCや食物繊維が豊富に含まれているので、茎まで食べるようにするとブロッコリーの栄養を丸ごと摂ることができます。

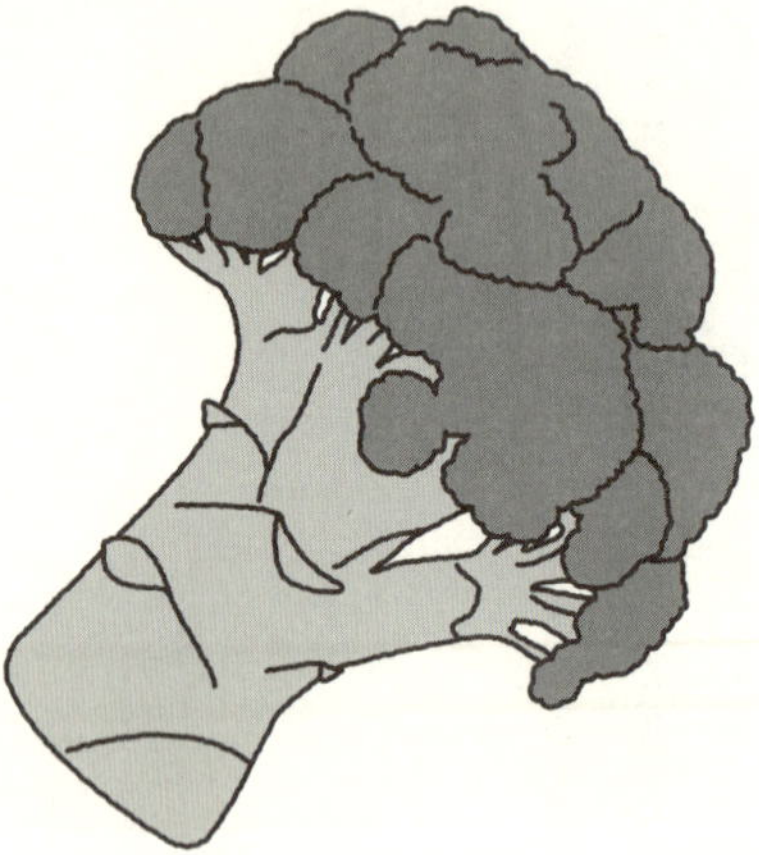

野菜

トマト

◆特徴・栄養成分

日本で食べられているトマトのほとんどが桃色系

トマトは、南米のアンデス高地が原産で、日本では明治以降に食べられ始め、広く普及したのは20世紀に入ってからです。

皮下の色によって、桃色系と赤色系に分けられますが、日本で食べられているトマトは、桃太郎という品種をはじめほとんど桃色系です。桃色系は、酸味や青臭いトマト臭が少なく、サラダなどの生食に向いています。一方、赤色系は、加工用として使われます。そのほかにも、甘味の強いフルーツトマト、一口で食べられるミニトマトなどがあります。

トマトは、夏が旬ですが、秋口のトマトはゆっくり熟してトマトのうま味が凝縮しています。10月末に収穫されるトマトが最も味が充実しています。

リコピン

強力な抗酸化作用で活性酸素の酸化ストレスを無害化

ヨーロッパのことわざに「トマトが真っ赤に熟れると、医者が青くなる」と言われるほど、トマトには健康を維持・増進する栄養素がいっぱい詰まっています。

トマトは、はじめ緑色をしていますが、太陽の光をたっぷりと浴びるうちに赤く熟してきます。これは、太陽光に含まれる紫外線によって発生する活性酸素の酸化ストレスから身を守るために、「リコピン」という色素が発生するためです。

リコピンは「フィトケミカル」であるカロテノイドの一種で、強力な抗酸化作用をもっています。その強さは、同じカロテノイドであるにんじんなどに多く含まれるβ・カロテンの2倍以上、ビタミンのなかで最も抗酸化力があるとされるビタミンEの100倍以上にも及ぶといわれています。

リコピンは、抗酸化作用によって活性酸素を無害化して動脈硬化を予防します。それ以外にも、紫外線によるメラニン色素の生成を抑えてシミやシワを防ぎ、中性脂肪が脂肪細胞に蓄積されるのを抑えたり、血糖値を正常に保ち、がん細胞の増殖を抑制するなど、多彩な作用があると考えられています。

カロテン・ビタミンC

相互に影響し合って強い抗酸化作用を発揮

リコピンと同じカロテノイドの一種である「カロテン」は、体内でビタミンAに変換され、目や皮膚、消化器官の粘膜を保護すると同時に、活性化して免疫力を高めます。

「ビタミンC」も豊富に含まれていて、ビタミンAと相互に影響し合いながら強力な抗酸化作用を発揮し、老化やがんの予防に大きな威力を発揮します。

ルチン・ビオチン

血管を強くし、皮膚の健康を保つ

トマトには、ビタミンのような働きをする「ルチン」と「ビオチン」も含まれています。

ルチンは、毛細血管を強くして血圧を安定させるほか、血管の弾力性を保つことで動脈硬化を予防したり、進行を遅らせたりするとされています。

一方、ビオチンはビタミンCと協力して、コラーゲンの生成を促進して、皮膚の健康を保つ働きがあるといわれています。

クエン酸

食欲を増進させたり、筋肉疲労の回復を早める

トマトの酸味は主として「クエン酸」によるものです。クエン酸は、エネルギー代謝に欠かせない成分で、食欲を増進させます。そのほかにも、スポーツをしたあとの筋肉疲労の回復や二日酔いの解消などの作用もあります。

◆選び方・効果的な摂り方

トマトは、色の濃いものほどリコピンが多く含まれています。ホールトマトやトマトピューレに加工される真っ赤な調理用トマトは、リコピンを豊富に含んでいます。持ったときに重く、軸の緑色が濃く、皮がピンと張っているものが新鮮です。種のあるゼリー部分にはうま味成分が含まれています。

トマトは、サラダやジュースなどに入れて生食にするほか、スープやシチューなどの煮込み料理、オムレツや炒めものなど幅広く調理できる食材です。

リコピンやカロテンは熱に強く、油に溶けやすい性質があるので、オリーブオイルなど

と一緒に加熱調理すると吸収率が高まります。

皮をむくときは、あらかじめへたのある側に十字の浅い切れ込みを入れ、丸ごと熱湯に数秒入れて熱し、冷水にとると簡単にむけます。

鮮度のいいものは、常温で1週間程度もちます。熟度が進んだものは冷蔵庫に入れて、2、3日のうちに食べてしまいましょう。完熟したものは、ポリ袋に入れて冷蔵庫で保存すると、それ以上追熟しません。青さが残っていてまだ熟しきっていないトマトは、常温で追熟させてから冷蔵庫で保存します。

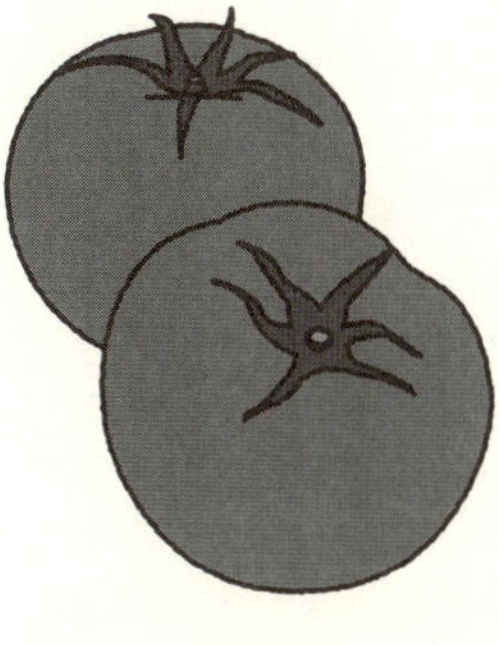

きのこ

◆特徴・栄養成分

免疫力アップ、便秘解消、血圧の安定などに働く多彩な有効成分を含む

きのこは菌類に属し、菌が繁殖して増えた胞子が成長して大きくなり、かさと軸をもつようになります。きのこの種類は多彩で、日本でよく出回っているものにはしいたけ、えのきたけ、しめじ、まいたけ、エリンギ、マッシュルーム、なめこ、きくらげなどがありますが、世界中には約1万種類ものきのこがあるといわれています。それらのなかには毒きのこも多く、食用に向いているのは約千種類ほどです。

日本の食用きのこは、まつたけなどの高級なもの以外はほとんど人工栽培です。そのため、新鮮で品質、価格ともに安定していて、1年をとおして手軽に毎日の料理に取り入れることができます。

きのこは、種類によって味も食感も多彩で、サラダで食べてよし、鍋ものや炒めもの、ハンバーグなどの材料にしてもよしと、使い勝手のいい食材といえます。

種類によって味わいも食感も異なるきのこですが、共通する栄養素や効能が意外に多くあります。きのこは「食物繊維」が多いことでよく知られていますが、そのほかにも免疫機能を活性化するβ-グルカン、キノコキトサン、ビタミンB_2、カリウムなどがあります。

β-グルカン

免疫細胞のマクロファージを活性化して免疫力をアップ

「β-グルカン」は、免疫力を高め感染症やがんを予防することが期待されています。

グルカンとは、ブドウ糖を含む腸で消化されにくい不消化性多糖類で、食物繊維の一種です。グルカンにはさまざまな種類があり、大きくα-グルカンとβ-グルカンに分類されます。α-グルカンには、うるち米などに含まれるアミロース、肝臓でブドウ糖から合成されるグリコーゲン、でんぷんを加工したデキストリンなどがあります。

一方、β-グルカンはきのこに多く含まれていて、私たちのからだに備わった免疫力を高めてくれます。

人間のからだには、約2兆個の免疫細胞が存在します。

赤血球や血小板と同様に、骨髄でできる造血細胞が分化してできる免疫細胞のほとんどが白血球です。白血球は血液やリンパ液の流れにのって全身を駆け巡ります。体外から侵入したウイルスや細菌などの病原菌、体内に発生したがん細胞などを見つけると、それを攻撃して排除したり、無害化します。白血球は、働きの違いによってリンパ球、単球（マクロファージ）、顆粒球に分類されます。さらに、リンパ球には、ナチュラル・キラー（NK）細胞、B細胞、T細胞（キラーT細胞、ヘルパーT細胞など）があります。顆粒球には、好中球、好酸球、好塩基球があります。

免疫システムの主役は白血球です。病原体やがん細胞などの異物を見つけると、まずNK細胞やマクロファージ、好中球が異物を無差別に攻撃します（自然免疫系）。自然免疫系で排除したり、無害化できなかった異物に対しては、異物の情報を収集しB細胞、ヘルパーT細胞、キラーT細胞が戦略的に攻撃を仕掛けます（獲得免疫系）。

こうした免疫システムの一連の流れのなかで、β-グルカンが作用するのははじめに異物を取り込んで、その情報をヘルパーT細胞に伝達する役割を担うマクロファージです。

β-グルカンは、腸の粘膜にある受容体をとおしてマクロファージを刺激して活性化します。活性化されたマクロファージは、異物の正確な情報を収集することができるようになり、精度の高い情報をヘルパーT細胞に伝えることで免疫力をアップします。

食物繊維

不溶性食物繊維が便秘を解消して腸内環境を整える

きのこに多く含まれる「食物繊維」は、水や脂肪に溶けにくい不溶性食物繊維です。水分を吸収して数倍から数十倍に膨らみ、腸壁を刺激して腸の蠕動運動を盛んにして、便秘を予防したり、改善します。

便秘を解消することで腸内の老廃物や有害物質が体外に排泄され、腸内環境が整うと乳酸菌やビフィズス菌などの善玉菌が優勢になります。その結果、腸に存在する免疫細胞が活性化されて免疫力がアップするのです。

キノコキトサン

脂肪の吸収を抑制して脂質異常症を予防、改善

「キノコキトサン」はきのこに特有の成分で、「β-グルカン、キトサン、フコース、アラビノース」などの糖類の複合体です。構成成分が相互に影響し合いながら相乗効果を生み

だします。特に、腸からの脂質の吸収を抑制することで、血液中のＬＤＬ（悪玉）コレステロールや中性脂肪を低下させて脂質異常症を予防、改善し、動脈硬化の発症を抑制します。

ビタミンB_2

脂質や糖質の代謝を促進して成長を促す

「ビタミンB_2」は、脂質や糖質の代謝に働くとともに、細胞の再生やエネルギー代謝を促進することで、健康な皮膚や髪、爪をつくったり、成長を促します。不足すると肌荒れ、髪のトラブル、口内炎、口角炎などを起こしやすくなります。

また、活性酸素によって脂質が酸化された過酸化脂質ができるのを防いで、動脈硬化を予防し、老化の進行を遅らせます。

カリウム

余分なナトリウムを排泄して血圧を安定させる

「カリウム」は、ナトリウムと協力して細胞内外液の浸透圧を維持しています。カリウムは細胞内に多く、ナトリウムは血液に多く存在しています。食塩を摂りすぎるとナトリウムが増加して、細胞内に入り、細胞が膨らんで血管の内腔を圧迫し血圧が上昇します。カリウムは、このナトリウムの排泄を促進して血圧を正常に保つ働きをします。

そのほかにも、体内に存在するカリウムのうち約60％が筋細胞にあり、筋肉の収縮を円滑にしています。また、腎臓での老廃物の濾過を促すなどの作用があります。

ビタミンD・エルゴステリン

うまみ成分で満腹感もアップ

きのこを干すと、きのこ本来のものに加えて、新たなうま味や栄養素がプラスされます。干すことで腸からの吸収を助ける「ビタミンD」が凝縮されます。また、天日干しすると、脂質の一種である「エルゴステリン」がビタミンDに変換されるので、全体のビタミンDの含有量が増加して、骨粗しょう症の予防に働きます。さらに、きのこの細胞壁に存在するうま味成分のアミノ酸などが凝縮されることによって、味や香りが増します。干したきのこは、胃や腸で水分を吸収して膨張するので、満腹感が得られやすく食べすぎによる肥満を予防してくれます。また、腹持ちがいいのでダイエットに最適です。

しいたけ

◆特徴・栄養成分

エリタデニン

脂質異常症や高血圧、動脈硬化を予防、改善

日本人に最も親しまれているきのこの一つです。うま味が強いうえに、煮ものにするとほかの食材のうま味を吸収するので、和食や中華料理に欠かすことのできない食材です。「フィトケミカル」の一種である「エリタデニン」は、ＬＤＬ（悪玉）コレステロールの排泄を促進し、脂質異常症や動脈硬化を予防、改善します。また、血圧を下げる作用があります。

レンチナン

抗がん作用が証明されている

β-グルカンの一種である「レンチナン」には、抗がん作用があることが証明されています。

◆選び方・効果的な摂り方

天日干しして乾燥させることで、水分が減ってうま味が増します。また、干すことで腸からの吸収を助けるビタミンDが凝縮されます。さらに、天日干しすることで、脂質の一種であるエルゴステリンがビタミンDに変換されるので、全体のビタミンDの含有量が増加して、骨粗しょう症の予防に働きます。

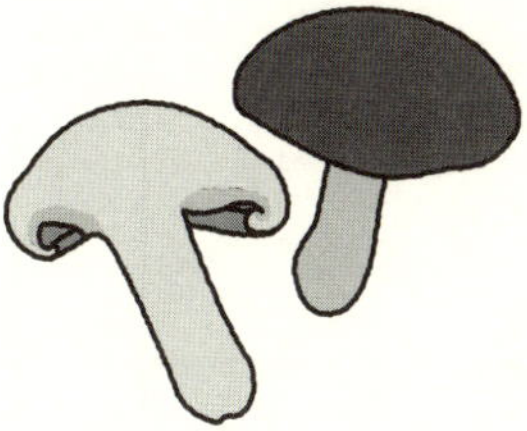

えのきたけ

◆特徴・栄養成分

トレハロース
保水性に優れ肌の潤いを保つ

細い軸はシャキシャキとした独特の食感があり、噛むほどにやさしいうま味が出てきます。

えのきたけに含まれる「トレハロース」は2つのブドウ糖が結合した二糖類の糖質で、保水力に優れ肌の潤いを保ちます。保湿成分として基礎化粧品や入浴剤、育毛剤などに配合されているほどです。

ナイアシン
冷え性、頭痛、肌荒れを解消する

「ナイアシン」は、血行を改善して冷え性、頭痛、肌荒れなどを解消します。また、脂質や糖質の代謝、性ホルモンやインスリンの合成の補助、肝臓でのアルコール分解の促進など、多彩な働きをしています。

トレハロースやナイアシン、食物繊維の相乗作用で、便秘の解消による美肌効果が期待できます。

◆選び方・効果的な摂り方

ほかのきのこに比べて鮮度が落ちるのが早いので、その日に食べる分だけを買うようにしましょう。軸が密に重なっていて、かさが小さく揃っていて開ききっていない、白いものを選びましょう。

しめじ

◆特徴・栄養成分

グアニン酸

脂質や糖質の代謝を促進して成長を促す

歯ごたえのある食感と味わい深いうま味が特徴で、どんな料理にも幅広く使える食材です。独特の甘い香りがうま味になっています。私たちが口にしているしめじは、ぶなしめじを人工栽培したものです。本しめじは、軸もかさもぶなしめじより大きいのが特徴です。

しめじを加熱したときに現れてくるうま味成分「グアニン酸」は、動脈硬化や高血圧の予防に効果的と考えられています。

◆選び方・効果的な摂り方

色が濃くて、株になったものを選びましょう。低温で約5時間ほど冷やしてから料理すると甘味がグンと増します。

菌類・きのこ

まいたけ

◆特徴・栄養成分

D-フラクション
免疫力をアップしてがんの発生を予防する

へらのような数多くのかさが集まり一つの塊になっている様子が、踊りを舞っているようにみえることが名前の由来だといわれています。香りも味もよく、独特の歯触りを楽しめます。

私たちがよく食べるきのこのなかでも、β-グルカンの含有量が多いので、積極的に摂りたいきのこといえます。

まいたけに多く含まれる「D-フラクション」は、β-グルカンと同様に免疫力をアップする作用があり、がんの発生を予防する効果があるという研究報告があります。

X-フラクション

まいたけ固有の成分で脂質異常症や糖尿病の予防効果が

まいたけ固有の成分である「X-フラクション」には、血液中のコレステロールや血糖をコントロールする作用があり、脂質異常症や糖尿病、動脈硬化の予防・改善効果が期待されています。

◆選び方・効果的な摂り方

煮汁や他の食材を黒くしたくないときには、白まいたけを使いましょう。まいたけと同様の成分が含まれています。

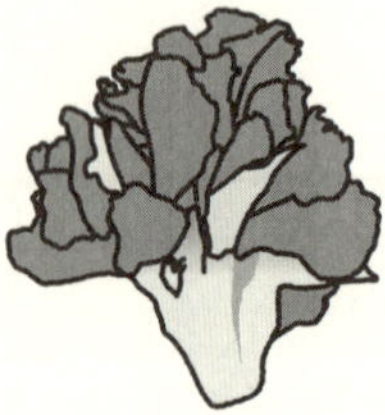

菌類・きのこ

マッシュルーム

◆特徴・栄養成分

ビタミンB_2

脂質や糖質の代謝を促進して成長を促す

マッシュルームは、ホワイト種とブラウン種に大別できる、欧米の代表的なきのこです。ホワイト種はサラダなどの生食に向いています。一方、ブラウン種はソテーや煮込み料理に最適です。

マッシュルームには、「ビタミンB_2」が豊富に含まれています。糖質や脂質の代謝にかかわって、細胞の再生やエネルギー代謝を促進しています。

活性酸素の酸化ストレスによって脂質が過酸化脂質となるのを抑制したり、動脈硬化の進行を遅らせる効果が期待できます。

カリウム

余分なナトリウムを排泄して血圧を安定させる

「カリウム」は血液中の余分なナトリウムを体外に排泄して、血圧の安定を図ります。

また、カリウムは筋組織に多く存在していて、筋肉の収縮を円滑にする作用があります。

さらに、腎臓での老廃物排泄を促す作用があります。

◆選び方・効果的な摂り方

ホワイト種は、かさの裏表と軸の全てが真っ白なものが鮮度が高く、味もいいでしょう。

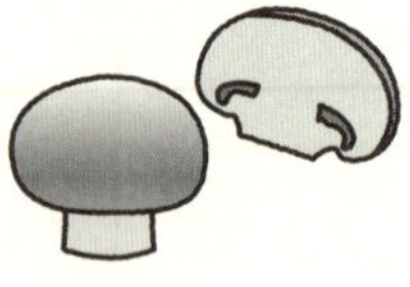

菌類・きのこ

エリンギ

◆特徴・栄養成分

地中海原産で、今では日本でもおなじみのきのこです。肉質に弾力があり、くせがないので、どんな食材とも相性がいいのが特徴です。

ビタミンD

カルシウムの吸収、骨への沈着などに働く

エリンギに豊富に含まれる脂溶性の「ビタミンD」は、体内に入ると肝臓や腎臓で活性型ビタミンDに変換されます。活性型ビタミンDは、骨の材料となるカルシウムとリンを腸から吸収する作用を助け、カルシウムの骨への沈着を助けます。

また、ビタミンDは精神の安定、筋肉の収縮などの重要な生理作用を担っています。カルシウムの摂取量が減ってこれらの作用に支障を来たすと、ビタミンDはホルモンと協力して骨のカルシウムを血液中に補給します。このように、ビタミンDは、体内でのカルシウムの移動をコントロールしているのです。

◆選び方・効果的な摂り方

軸が太く白く弾力のあるものが新鮮で歯ごたえがあります。また、かさの色が薄い茶色で、かさのふちが内側に巻き込んでいるものを選びましょう。

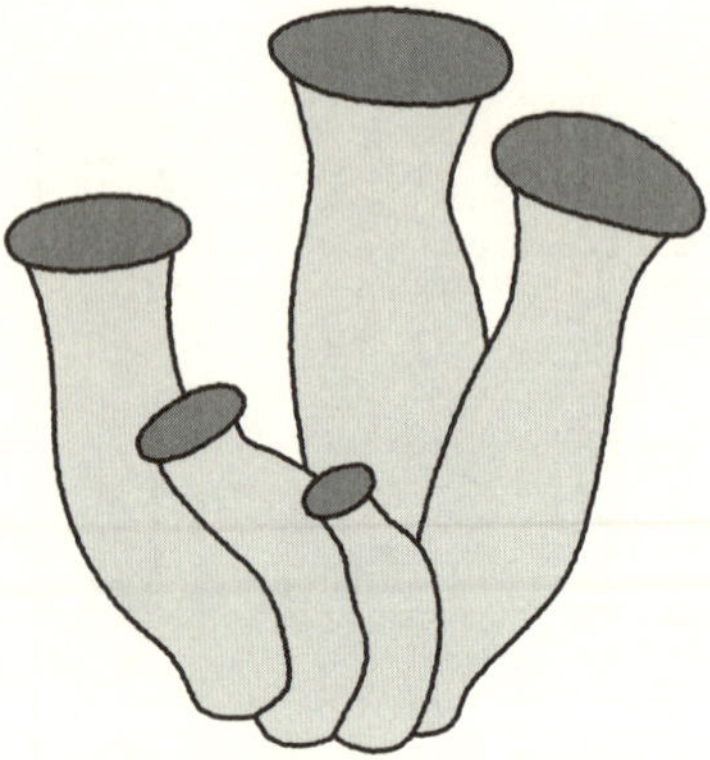

なめこ

◆特徴・栄養成分

ムチン

コレステロールや糖質の吸収抑制、デトックス作用など多彩な働きをする

かさから軸まで全体的にツルリとしたぬめりがあるのが特徴です。

ぬめりの成分は糖とタンパク質の複合体である「ムチン」で、腸からのコレステロールや糖質の吸収を抑制する作用があり、血液中のＬＤＬ（悪玉）コレステロールや血糖を低下させ、脂質異常症や糖尿病、動脈硬化を予防、改善します。また、ムチンには、体内の有害物を排出する強力なデトックス作用があります。

そのほかにも、胃粘膜の保護、肝臓や腎臓の機能の向上、消化の促進、便秘の改善、細胞の活性化、老化の防止などの多彩な作用があります。

◆選び方・効果的な摂り方

なめこはぬめりが有効成分なので、水煮の加工品などは水洗いでぬめりを取りすぎないように注意してください。

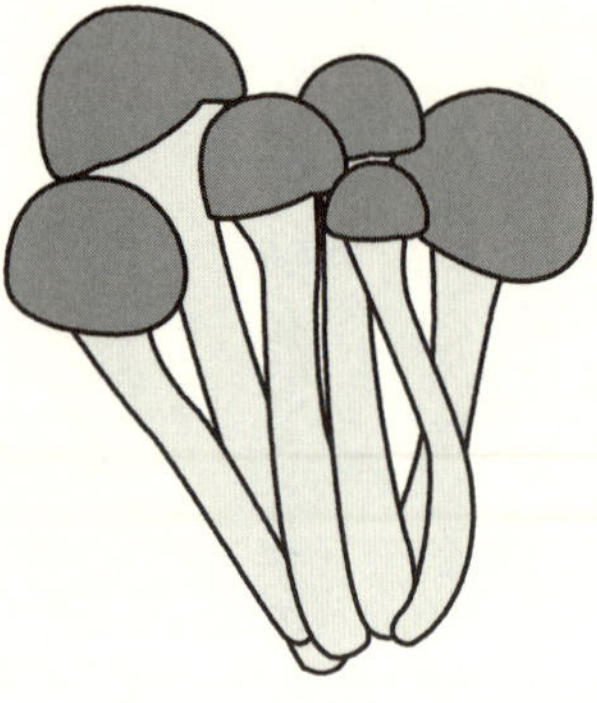

菌類・きのこ

きくらげ

◆特徴・栄養成分

カルシウム
心筋や全身の筋肉収縮にも必須な成分

くらげに似たプリプリとした食感が特徴で、中華料理に欠かせない食材です。きのこに共通して含まれるβ-グルカン、食物繊維、キノコキトサンなどのほかに、「カルシウム」やカリウム、鉄などのミネラルが豊富に含まれています。

カルシウムは、リンやマグネシウムなどとともに骨や歯をつくります。体内のカルシウムの99％は骨にありますが、残りの1％は血液中にあり、さまざまな生理作用に重要な役割を果たしています。

心臓では、心筋（心臓の筋肉）の収縮をスムーズにして規則正しい拍動を保っています。もちろん全身の筋肉の収縮にもかかわっています。また、神経の興奮を鎮めてイライラや怒りなどを解消します。細胞レベルでは分裂や分化を促し、リンパ液などの体液や血液を微アルカリ性に保つ作用があります。

鉄

ヘモグロビンの構成成分として酸素を運び、二酸化炭素を回収

成人の体内には数gの「鉄」があり、主に赤血球のヘモグロビンの構成成分になっています。ヘモグロビンは、酸素を運んで細胞に供給し、細胞から二酸化炭素を回収する働きがあります。鉄が不足するとからだのすみずみまで酸素を供給することができなくなり、息切れやめまいなどの症状が現れる鉄欠乏性貧血を発症するリスクが高まります。

そのほかにも、筋組織に存在して血液中の酸素を筋肉に取り込む役割を担っています。

◆選び方・効果的な摂り方

生のきくらげは肉厚で表面にしっとりしたツヤがあり、色が濃いものを選ぶとよいでしょう。保存は、袋に入れて冷蔵で保存しましょう。

コラム②

〝長寿遺伝子〟のスイッチを入れるには？

日本人の平均寿命は女性が86・61歳、男性が80・21歳（平成25年）で、男性は初めて80歳を超えました。国際的な比較では、女性が2年連続世界1位、男性は第4位でした。また、100歳以上のお年寄りが、平成26年9月15日現在で5万8820人に上ります（厚生労働省の調べ）。

平均寿命が延び、100歳以上のお年寄りが増えることはいいことですが、できれば年をとっても元気で生活していきたいと誰でもが思うのではないでしょうか。その健康長寿のカギを握るのが長寿遺伝子です。

長寿遺伝子の話をする前に、遺伝子とはどのようなもので、どのような働きをしているのかを見ていきましょう。

私たちのからだを形づくる約60兆個の細胞の一つひとつの核の中には、46本の染色体があります。46本は2本で対になっています。遺伝を担う染色体の上には、遺伝情報をもつ遺伝子が並んでいます。遺伝子の本体をＤＮＡ（デオキシリボ核酸）といい、人間が健康に生きていくための誰にでも共通する情報が書き込まれています。また、性格や顔つき、体格、体質といった、一人ひとりの個性にかかわる情報も存在しています。遺伝子は、生命と個性の設計図なのです。

そうした遺伝子の一つが長寿遺伝子です。

現在、50個から100個の長寿遺伝子が発見されていますが、そのなかでも特に注目を集めているのが、「ｓｉｒｔｕｉｎ（サーチュイン）遺伝子」と「ＡＭＰＫ（ＡＭＰ活性化プロテインキナーゼ）」です。

サーチュイン遺伝子は、単純生物である酵母菌を使った老化研究から発見されました。発見したのは、マサチューセッツ工科大学のレオナルド・ガレンテ博士です。博士は酵母菌のＳｉｒ２（サーツー、酵母菌のサーチュイン遺伝子）を増やすと長生きし、取り除くと早死にすることを突き止めました。ガレンテ博士は、酵母菌より少し複雑な構造の線虫（体長１㎜）に、Ｓｉｒ２遺伝子を増やす遺伝子操作をしたところ、寿命が１・５倍に延びました。

その後、人間のからだの中にも、酵母菌や線虫のＳｉｒ２と同じ働きをするサーチュイン長寿遺伝子（ＳＩＲＴ－１～７）を発見したのです。

サーチュイン遺伝子の主な働きは、何らかの原因で障害を受けた細胞を修復するタンパク質を活性化することです。

ガレンテ博士は、酵母菌（出芽酵母菌）を使った実験でこの事実を突き止めました。細胞は、ある一定の回数分裂すると、それ以上分裂しなくなりアポトーシス（自死）を起こします。出芽酵母菌は、20回ほど分裂（出芽）すると分裂を止めます。ところが、Ｓｉｒ２遺伝子を増やしたところ、55回も分裂したのです。

細胞の分裂回数は決まっていると言いましたが、これをコントロールしているのが、染色体の端にあるテロメアです。テロメアは、細胞が分裂するたびに少しずつ短くなっていき、ある一定の長さにまで短くなると、細胞は分裂を止め、自死します。

私たちのからだには、細胞が傷つくと正常な状態に戻してくれる細胞修復タンパク質が備わっています。ところが、細胞修復タンパク質は、ある一定の期間をすぎると活性を失い、自死してしまいます。サーチュイン遺伝子は、細胞修復タンパク質の自死を抑制することで、活性化しているのです。

また、テロメアはサーチュイン遺伝子によって保護されている可能性があります。テロメアは、染色体の端という最も不安定な場所に存在し、DNAに巻きついているヒストンという物質を構成する8個のタンパク質によって保護されています。このヒストンタンパク質をコントロールしているのが、サーチュイン遺伝子の一つであるSIRT6である可能性があることがわかってきました。

このように、サーチュイン遺伝子は、私たちの細胞を活性化することで、健康長寿を実現しているのです。

長寿遺伝子であるサーチュイン遺伝子は、誰のからだのなかにも存在します。ただ、普段は、サーチュイン遺伝子のスイッチはOFF（不活性）の状態で働いていません。健康で長生きの人は、何らかの方法でスイッチをONにしているのです。

それでは、サーチュイン遺伝子をはじめとした長寿遺伝子のスイッチをONにする方法とは、どのようなものなのでしょうか。

ガレンテ博士は、酵母菌に与えるエサの量を調節して、スイッチのON・OFFのメカニズムを解明しました。エサがたくさんある環境では、酵母菌のSir2遺伝子のスイッチはOFFになっていて、エサが乏しく命が脅かされる環境になるとSir2遺伝子のスイッチが入るのです。つまり、カロリー制限をすることでSir2遺伝子が活性化することが判明しました。

カロリー制限をすることで動物の寿命が延びることは、1950年頃から始まったさまざまな研究でわかっていました。ラットや熱帯魚のグッピーはカロリー制限をすることで1・4倍、クモの一種であるサラグモは1・8倍、ミジンコが1・7倍、原生動物のアメーバやゾウリムシは1・9倍まで寿命が延びています。しかし、なぜカロリー制限をすると寿命が延びるのかはわかっていませんでした。そして、ガレンテ博士が、カロリー制限と長寿遺伝子の関係を解明したのです。

ガレンテ博士の実験によると、酵母菌の場合、与えるブドウ糖の量を25％に抑えたところSir2遺伝子が活性化することが確認されました。また、マウスを使ったカロリー制限では、カロリーを60％に制限したグループが最も寿命が延びるという結果を得ました。

また、ウィスコンシン大学の研究チームが1989年から行っているアカゲザルを使ったカロリー制限と生存率や病気の罹患率を調べる実験でも、カロリー制限が生活習慣病の予防、長寿に有効であることが判明しています。

アカゲザルの寿命は30歳程度なので、この研究はまだ終了していませんが、2009年に20年間の結果をまとめた中間報告が発表されました。生存率は、「通常のエサを与えるグループ」が63・1%、「通常のエサの70%に制限したグループ」が86・8%と有意の差が出ています。

がんや糖尿病、心臓病などの生活習慣病の罹患率についても、通常のエサのグループと70%カロリー制限のグループでは大きな差が出ています。さらに、通常の60%にカロリーを制限したエサを15週与えたところ、アルツハイマー病にともなって脳の神経細胞にできる老人斑の面積が約3分の1に減少していました。つまり、現在のところ薬物療法では不可能なアルツハイマー病の進行を、カロリー制限で遅らせることができたのです。

人間ではどの程度のカロリー制限で長寿遺伝子のスイッチがONになるかを提示するのは難しいといえます。ただ、100歳を超えて元気で生活している方たちの食事から推測すると、腹7分目が適正ではないかと考えられています。

カロリー制限以外にも、サーチュイン遺伝子のスイッチをONにする研究報告があります。その一つが、2006年にハーバード大学准教授のデービット・シンクレア博士が発表した論文です。マウスにポリフェノールの一種であるレスベラトロールというフィトケミカルを与えたところ、サーチュイン遺伝子が活性化することを確認しています。しかも、このマウスはカロリー制限をしていませんでした。レスベラトロールはぶどうの皮や赤ワインに含まれるフィトケミカルで強い抗酸化作用をもっています。

サーチュイン遺伝子以外に、注目を集めているのが、ＡＭＰＫという酵素の遺伝子です。ＡＭＰＫの存在は以前から知られていましたが、長寿遺伝子であることがわかったのは最近のことです。

ＡＭＰＫは、エネルギーをつくりだすことに関係する酵素をコントロールしています。運動すると筋肉などの組織でエネルギーが消費されますが、そのときにＡＭＰＫのスイッチがＯＮになります。そして、ＡＭＰＫは、エネルギーをつくりだすことに関係している酵素のスイッチをＯＮにしてエネルギー代謝を促進します。

ＡＭＰＫが長寿遺伝子であることが判明した当初は、筋トレなど息を止めたまま筋組織に酸素が十分に供給されない状態で強い負荷をかける運動でないと、ＡＭＰＫは活性化しないと考えられていました。

しかし、研究が進むにつれて、ウォーキングのようなからだに十分な酸素を取り入れながら行う運動でも、ＡＭＰＫのスイッチがＯＮになることがわかってきました。ですから、毎日の生活のなかで運動を続けることによって、ＡＭＰＫを活性化することがポイントになります。

このように長寿遺伝子を活性化させるには、難しいことをする必要はなく、「食べすぎない」「からだをこまめに動かす」といった昔から健康によいといわれてきたことを、日常的に行えばよいのです。

第3章　食生活が豊かになる元気食材

ナッツ

◆特徴・栄養成分

n-3系不飽和脂肪酸 血液中のコレステロールや血糖を減らす

ナッツというと、脂質が多く肥満の原因になるのではというイメージがあるかもしれませんが、アーモンドやカシューナッツなどの木の実には、抗酸化作用のある「フィトケミカル」、血液中の中性脂肪やコレステロールを減らす不飽和脂肪酸「n（オメガ）-3」といった、さまざまな栄養が含まれています。

n（オメガ）-3は血液中のコレステロールを減らして動脈硬化を予防・改善し、脳梗塞や狭心症、心筋梗塞など重篤な病気を防ぐ効果があります。

アメリカのハーバード大学医学部のイン・パオ博士らがナッツの摂取量と病気による死亡率との関連を調査しました。

その調査によると、週に7回以上ナッツを食べる人（1日平均16g）の死亡率は、ナッツを食べない人に比べて約27％も低いことがわかりました。病気別の死亡リスクをみると、ナッツを週5回以上食べる人は、ナッツを食べない人と比較してがんでは約11％、心臓病では約29％、糖尿病では約16％、腎臓病では約39％、肺炎を含む呼吸器疾患では約10％も低下するといいます。また、免疫力がアップすることも確認されています。

オーストラリアとアメリカの大学の研究で、アーモンドを間食として摂ると、血糖値が上昇する度合いを抑えることができるということがわかりました。

この研究では、43ｇのアーモンドを午前と午後のおやつとして食べたグループと、アーモンドを食べないグループを比較しました。アーモンドを食べたグループは、食べないグループと比較して血糖値が顕著に下がっていました。

また、この研究では、ナッツを多く食べる人は、肥満の危険度も少ないということがわかりました。ＢＭＩ（体格指数。この章のコラム、188ページ参照）が30以上の中程度・重度肥満のリスクを調べたところ、ナッツを食べる人は、あまり食べない人（1日平均5ｇ）に比べてリスクが約半分になるといいます。

食欲を抑える作用も

ナッツは食欲を抑えて体重を減らす働きもあります。アーモンドなどのナッツを間食に摂ると夕食までの空腹感が抑えられることで、いつもより夕食の量が減り、1日の総摂取エネルギー量が低くなります。

ナッツというとお酒のおつまみに最適ですが、お酒の糖質とナッツの脂質で太る心配はありません。アルコールの糖質は、ほとんどがエネルギーとして使われてしまうので肥満には直結しません。

お酒を飲んで太るいちばんの原因は、脂肪たっぷりの鶏のから揚げ、味つけの濃いおつまみなどです。お酒を飲むときにナッツをおつまみとして食べていれば、脂肪細胞に中性脂肪が蓄積されるのを防いだり、血糖値が下がります。また、ナッツは食欲を抑制するので、おつまみや飲酒後にラーメンなどを食べたいという欲求を抑えることができます。

さらに、ナッツにはアルコール代謝の促進に欠かせないタンパク質、ビタミンB_1、ビタミンEも多く含まれています。

◆選び方・効果的な摂り方

ダイエットを目的としている場合は、1日50gが目安になります。一度に食べられない場合は、午前10時と午後3時のおやつに分けて食べるといいでしょう。また、夕飯にナッツを入れた料理を食べれば、食べすぎを予防できます。

ナッツは噛みごたえがあるので、一口15回以上噛むようにしましょう。そうすると、満腹感が得られ、夕食を少なくすることも可能です。

塩分や甘みが添加されたナッツは、食べすぎると高血圧や糖尿病などの生活習慣病につながる可能性があるので、無添加でロースト（素焼き）されたナッツを選ぶようにしましょう。生のナッツは、フライパンなどでから煎りしたり、オーブントースターで軽く色づくまでローストしてから食べましょう。

アーモンド

◆特徴・栄養成分

ビタミンE・フィトステロール・食物繊維

老化防止に効果のある成分が豊富

　栄養バランスに優れていて、活性酸素を無害化したり、活性酸素によって酸化された脂質である過酸化脂質を分解する「ビタミンE」を豊富に含みます。また、アーモンドに含まれる「フィトケミカル」の一種である「フィトステロール」は、血液中のコレステロールを抑制する働きがあます。

「食物繊維」も多く含み、腸からのコレステロールの吸収を阻害して体外に排泄し、血液中のLDL（悪玉）コレステロールの上昇を防ぎます。

種実類・ナッツ

マカダミアナッツ

◆特徴・栄養成分

パルミトレイン酸

インスリンの分泌を促進して血糖値の上昇を抑制

ナッツのなかでもマカダミアナッツだけに含まれている不飽和脂肪酸が「パルミトレイン酸」です。膵臓の機能を保護し、インスリンの分泌を促して血糖値の上昇を抑えるので、糖尿病の予防になります。また、腸から肝臓に運ばれた脂質の代謝を促進します。マカダミアナッツから抽出したオイルには美肌効果があります。

くるみ

◆特徴・栄養成分

n-3系不飽和脂肪酸
脂質異常症を防いで動脈硬化性疾患を予防

くるみは漢字では、「胡桃」と書きますが、これは中国の胡（漢民族が西域や北方の民族を呼ぶときの呼称）の桃に似ていることから、この漢字が当てられました。硬い殻に覆われているので、昔から生命の象徴、豊穣や子宝のシンボルとみられていたそうです。

消化されやすい良質のタンパク質を多く含んでいます。また、「n-3系不飽和脂肪酸」が豊富で、ナッツのなかでは最も豊富な含有量を誇ります。そのため、脂質異常症を防ぎ、動脈硬化の予防・改善に働いて、脳梗塞や狭心症、心筋梗塞などを発症するリスクを低減します。また、アレルギーを抑制する働きもあるとされています。

古くから漢方では、滋養強壮、せきを鎮める薬として用いられています。

◆選び方・効果的な摂り方

生のままでも食べることができますが、乾燥させて菓子や料理を香ばしくするアクセントとしても使われています。すりつぶして味噌や醤油などとともに調味料として和えものなどに使うと無理なく摂ることができます。ただし、食べすぎると、吐き気や嘔吐を招くことがあるので、一度にたくさん食べないようにしましょう。

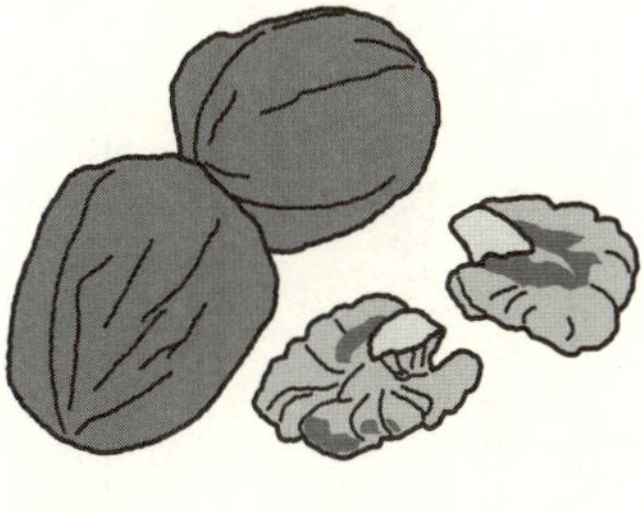

カシューナッツ

◆特徴・栄養成分

アスパラギン酸

毒性のあるアンモニアの排泄を促進したり、中枢神経の働きを保護

カシューナッツに含まれる栄養素のなかでも、特徴的な働きをするのがアミノ酸の仲間である「アスパラギン酸」です。アスパラギンという名称は、最初にアスパラガスから発見されたことから命名されました。

アスパラギン酸は、タンパク質の合成に使われたり、腎臓での尿の合成を促進する作用があります。また、体内の代謝で発生し、循環器系に入ると毒性を発揮するアンモニアを体外に排泄して、中枢神経系の働きを保護します。

窒素代謝やエネルギー代謝にかかわって、疲労しにくい体質にします。さらに、カリウム、マグネシウム、カルシウムなどのミネラルを運ぶ働きをしています。

ロイシン

肝臓の機能を高め、筋肉を強化

アスパラギン酸のほかに、必須アミノ酸の一つである「ロイシン」を多く含みます。必須アミノ酸とは、体内で合成することができないアミノ酸で9種類ありますが、ロイシンは必須アミノ酸のなかでも、1日の必要量が最大です。肝臓の機能を高めたり、筋肉の強化に働いて、疲れにくいからだをつくります。

◆選び方・効果的な摂り方

カシューナッツに含まれるロイシンは、レバー、ハム、プロセスチーズ、カッテージチーズなどにも多く含まれますが、摂りすぎるとほかのアミノ酸とのバランスが崩れて、免疫機能の低下を引き起こします。バランスのよい食事を摂っていれば問題ありません。ただし、サプリメントの摂りすぎには注意しましょう。

種実類・ナッツ

ヘーゼルナッツ

◆特徴・栄養成分

カルシウム

神経の安定、筋肉のスムーズな収縮など働きは多岐にわたる

ヘーゼルナッツは、「カルシウム」を多く含んでいます。カルシウムは、神経の興奮を鎮めてイライラや怒りっぽくなることを防いでくれます。また、カルシウムは神経の安定以外にも、リンやマグネシウムとともに骨や歯の形成、心臓の拍動や心筋（心臓の筋肉）のスムーズな収縮を促します。そのほか、細胞の分裂・分化の促進、体内の鉄の代謝、血液や体液の恒常性の維持など、多岐にわたる働きをします。

ビタミンB_1

中枢神経機能の維持やスムーズなエネルギー代謝に働く

「ビタミンB_1」も多く含み、カルシウムとともに中枢神経や末梢神経の機能を正常に保ちます。また、糖質の代謝を補助してエネルギー代謝をスムーズにします。水溶性で水に溶けやすく、熱に弱いビタミンB_1は、調理するとかなり失われてしまうので、そのまま食べられるヘーゼルナッツはビタミンB_1の手軽な補給に優れているといえます。

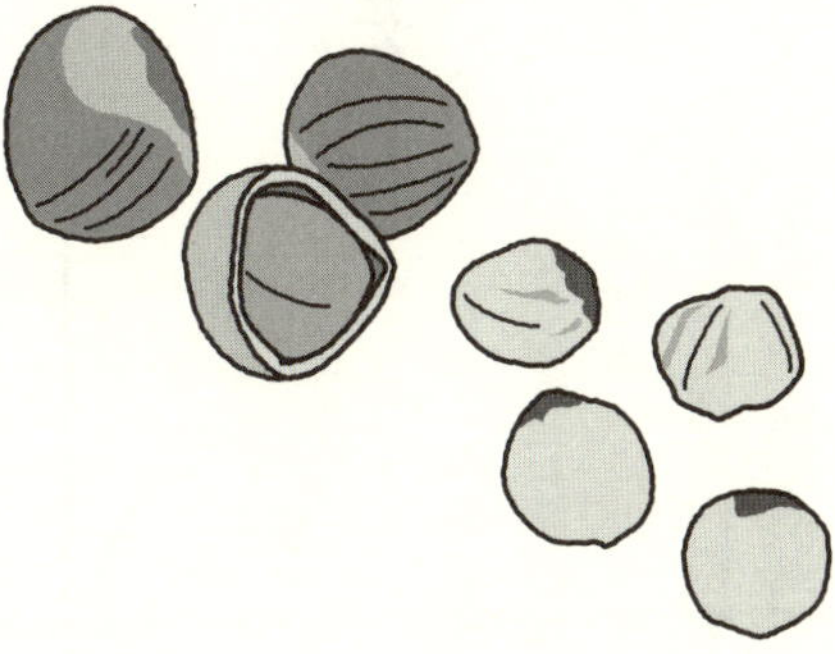

種実類・ナッツ

ピスタチオ

◆特徴・栄養成分

カリウム

過剰なナトリウムを体外に排出することで血圧を正常に保つ

ピスタチオには、「カリウム」が豊富に含まれています。カリウムは主に細胞の中に存在し、血液などの細胞外に多いナトリウムと協力して細胞内外液の浸透圧を正常に保っています。塩分摂取の多い食生活を続けていると、過剰なナトリウムが細胞内に入り込み細胞を膨らませて血管の内腔を狭くして、高血圧を招きます。カリウムは、細胞内のナトリウムを血液などの体液に排出することで血圧を正常に保ちます。また、老廃物や過剰なナトリウムの腎臓からの排出を促します。

カリウムの約60％は筋肉の筋細胞に存在し、筋肉でのエネルギー代謝を促し、筋肉の収縮を円滑にしています。

体内のカリウムが不足すると、血圧が上がったり、筋肉の働きが低下して疲れやすくなります。

◆選び方・効果的な摂り方

カリウムはピスタチオのほか、刻み昆布、大豆、里いも、アボカド、上りがつお、さわら、干しあんず、干し柿、バナナ、メロン、ほうれん草など、さまざまな食品に含まれています。バランスのとれた食事を心がけるようにしましょう。

肉

◆特徴・栄養成分

必須アミノ酸

体内では合成できない必須アミノ酸をバランスよく含む

豚肉や牛肉、鶏肉には、良質なタンパク質が豊富に含まれています。個々のタンパク質は、アミノ酸から構成されています。アミノ酸のなかでも体内では合成することができず、食品から摂取しなくてはならないアミノ酸が9種類あり、「必須アミノ酸」と呼ばれています。肉は、この必須アミノ酸をバランスよく含む食品の代表格です。

タンパク質は、筋肉や臓器などの構成成分となり、さまざまな生理機能の触媒となる酵素、からだの機能を調整するペプチドホルモン、脳の神経細胞同士の情報伝達を橋渡しする神経伝達物質などをつくりだす、生命の維持になくてはならない栄養素です。

肉にはタンパク質以外にも、エネルギー代謝の補助をするビタミンB_1、味覚や嗅覚を正常に保つ亜鉛などが含まれています。

飽和脂肪酸

動脈硬化や認知症の原因になる

ロース肉やばら肉などには、「飽和脂肪酸」が多く含まれています。飽和脂肪酸は、血液中の中性脂肪やコレステロールを増やし、動脈硬化や肥満の原因になります。また、豚や牛、鶏などの動物の体温は人間より高温なため、これらの動物の飽和脂肪酸が人間の体内に入ると固まりやすくなり、血液をドロドロにして血栓（血の塊）をつくって血管を狭くしたり、塞いで脳梗塞や狭心症、心筋梗塞を発症するリスクを高めます。

さらに、これらの動物由来の飽和脂肪酸は、アルツハイマー病の発症にかかわっていることがわかっています。アメリカのシカゴ市で、健康な65歳以上の高齢者を対象に食生活における飽和脂肪酸の摂り方とアルツハイマー病の関係を、4年間にわたって追跡調査しました。その結果、飽和脂肪酸の摂取量が多い高齢者ほど、アルツハイマー病を発症するリスクが高まることが判明したのです。摂取量の少ない人に比べて、多い人の発症リスクは2・2倍に達するといいます。

羊肉

◆特徴・栄養成分

カルニチン
脳神経細胞の活性化による認知症の予防に期待

羊の肉には、アミノ酸の一種である「カルニチン」が豊富に含まれて、豚肉の約9倍、牛肉の約3倍にも上ります。

カルニチンは、神経栄養因子として働き、脳の神経細胞を活性化します。神経細胞は加齢とともに減少しますが、カルニチンを与えると神経細胞が減少しないことがわかっています。つまり、カルニチンはボケの予防が期待できる成分といえます。

カルニチンは、神経細胞の減少を食い止めるだけでなく、脳の神経伝達物質の一つで記憶や思考に関与する「アセチルコリン」を増やし、記憶力のアップや学習能力の向上に作用することがマウスを使った実験で証明されています。

そのほかにも、中性脂肪やコレステロールを筋肉に運び、筋細胞でのエネルギー代謝を効率よくする働きがあります。その結果、血液中の中性脂肪やＬＤＬ（悪玉）コレステロールを減らし、動脈硬化や肥満を予防します。事実、肥満ぎみの人にカルニチンの不足傾向が現れやすいとされています。

◆選び方・効果的な摂り方

色が鮮やかで、ツヤがあるものが新鮮で、ラムは淡紅色、マトンは鮮赤色ものを選びましょう。また、脂肪が真っ白く、肉のキメが細かいものが高品質です。

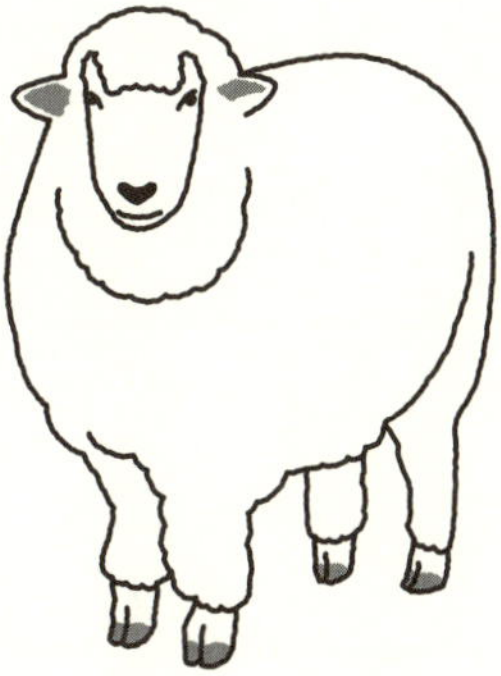

鶏胸肉

◆特徴・栄養成分

カルノシン
疲労物質の乳酸を中和して疲労しにくくする

鶏肉は、豚肉や牛肉に比べて飽和脂肪酸が少ないのが特徴ですが、鶏肉のなかでも鶏胸肉は特に飽和脂肪酸が少ない部位です。この鶏胸肉には、「カルノシン」という成分が豊富に含まれています。

カルノシンには、筋肉が収縮したときに生成される疲労物質である乳酸を中和する働きがあり、摂取することで長時間運動したり、体を動かしても疲労しにくくなります。

そのほかにも、活性酸素を無害化する抗酸化作用があり、動脈硬化を予防する作用もあるといわれています。

◆選び方・効果的な摂り方

脂肪分が少ない分、食感はボソボソしています。片栗粉をまぶして調理すると、片栗粉のとろみでジューシーな食感となります。

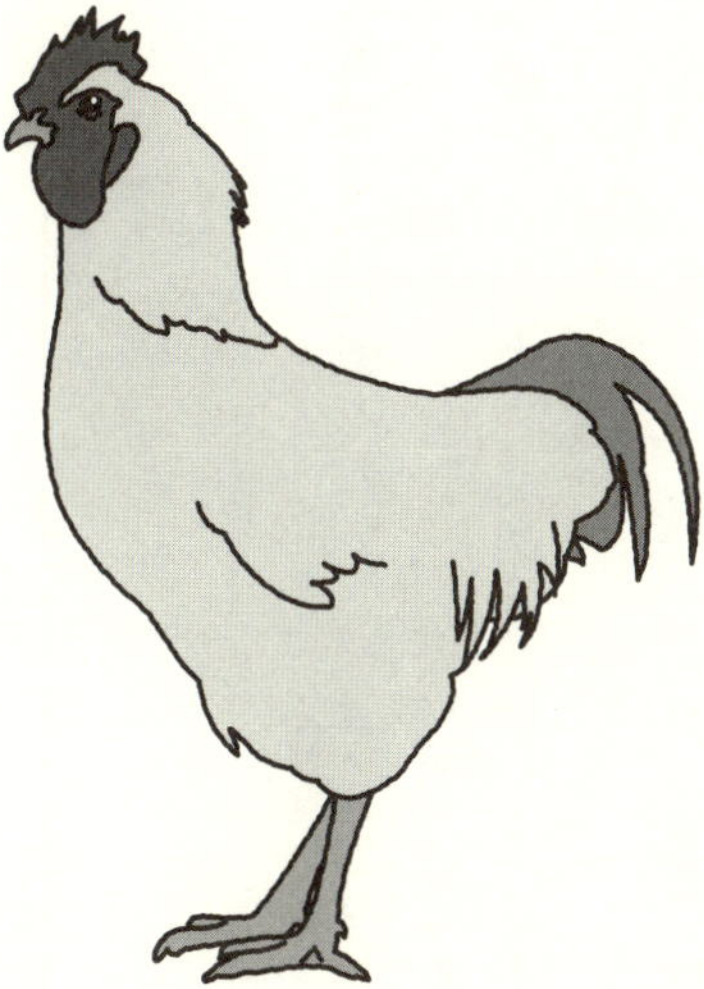

レバー

◆特徴・栄養成分

ビタミンA・ロドプシン
皮膚や目の角膜・粘膜、上皮細胞の粘膜の保護に働く

動物の肝臓であるレバーには、「ビタミンA」やビタミンB群、「鉄、亜鉛、銅」などのミネラル、ロイシンやリジンといったアミノ酸など、さまざまな栄養成分が豊富に含まれています。

鶏や豚のレバーに豊富に含まれるビタミンAは、皮膚、目の角膜や粘膜、口腔、胃腸、肺、気管支、膀胱、子宮などの上皮細胞の分化に働き、粘膜を正常に保つ働きをしています。

また、目の網膜にあって光の明暗を感知する「ロドプシン」という物質の主成分になっていて、暗いところでもものがみえる暗順応《あんじゅんのう》の働きをしています。さらに、免疫機能や生殖機能の維持、粘膜にできるがんの抑制など、多様な働きをもっています。

ビタミンB群

ビタミンB_{12}と葉酸でヘモグロビン合成を補助する

脂質や糖質の代謝を促し、過酸化脂質の分解、細胞の再生の補助などに働く「ビタミンB_2」を豊富に含んでいます。また、「ビタミンB_{12}」と「葉酸」も多く含んでいて、二つのビタミンが協力して赤血球に含まれるヘモグロビンの合成を補助しています。

この二つのビタミンが不足すると、血液をうまくつくりだせなくなり、赤血球が減少したり、異常な赤血球ができる悪性貧血を発症し、めまいや動悸、息切れ、倦怠感、手足のしびれなどの症状が現れます。

ビタミンB_{12}は、そのほかにも神経細胞内のタンパク質や脂質、核酸（DNA、RNA）の合成を助けて、神経系を正常に保つ働きがあります

一方、葉酸は、細胞の核にあって遺伝情報を保存したり、遺伝情報にしたがってからだをつくる指令を出す核酸（DNA、RNA）の合成に働くため、妊娠中や授乳中に不足すると、胎児の脳の神経細胞に障害が出たり、赤ちゃんの発育に大きな影響がでるので、この時期には、レバーを摂るなどして十分に補給する必要があります。また、病原体に対する抗体の産生、細胞分裂や発育の促進などに働きます。

そのほかの「ビタミンB群」としては、糖質や脂質の代謝を補助したり、脳の神経細胞の働きを助ける「ナイアシン」や「パントテン酸」を豊富に含みます。

鉄

細胞に酸素を供給し二酸化炭素を回収する

豚と鶏のレバーに特に多く含まれる「鉄」は、赤血球のヘモグロビンの構成成分として、細胞への酸素の供給と二酸化炭素の回収に働きます。

また、筋細胞を構成する筋原線維の成分として、血液中の酸素を取り込む働きもしています。そのため、鉄が不足すると、細胞が酸欠状態に陥ってスムーズなエネルギー代謝ができなくなることから、鉄欠乏性貧血を引き起こして動悸、息切れ、めまいなどの症状が現れます。

亜鉛

味覚や嗅覚を正常に保ち、重金属の毒性を低下させる

豚レバーに豊富に含まれる「亜鉛」は、味覚や嗅覚を正常に保つ働きをしています。ま

た、体内に存在する鉛や水銀などの重金属の毒性を弱めます。さらに、細胞や組織の代謝に欠かせない多くの酵素の構成成分になっています。

銅

鉄の利用を促進して貧血を予防

牛レバーに多く含まれる「銅」は、鉄の利用を促進して赤血球中のヘモグロビンの合成を補助して貧血を予防したり、コラーゲンの生成に働き、骨や血管壁などの組織を強化します。

ロイシン・イソロイシン

肝機能の向上、筋肉の強化、血管の拡張など、多彩な働きをする

体内で合成することができないため、食品から摂る必要がある必須アミノ酸のうち、「ロイシン」と「イソロイシン」がレバーには多く含まれています。ロイシンは、肝機能を高めたり、筋肉を強化します。一方、イソロイシンは、ロイシンと同様に肝機能を高めるほか、血管を拡張させたり、神経機能を補助したり、成長を促進する働きがあります。

◆選び方・効果的な摂り方

表面がつややかでみずみずしく、赤みがさした鮮やかな色合いで、揺するとプリプリしている弾力のあるレバーが新鮮です。

レバーは痛みやすいので、その日に食べる分だけを買うようにしましょう。冷蔵庫（10℃以下）で保存した場合でも、買った翌日には食べきってください。

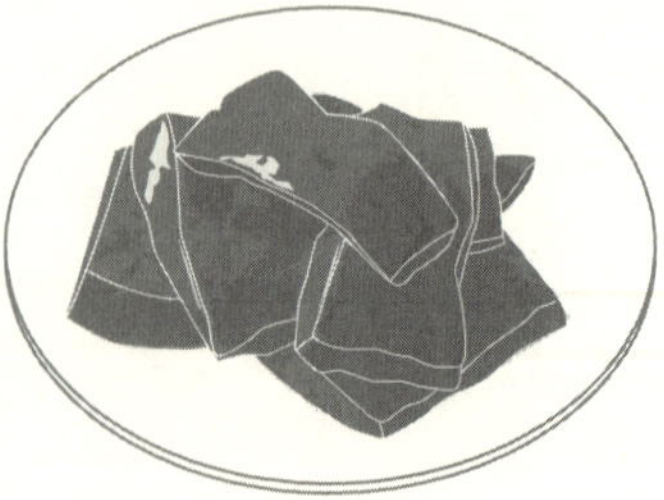

穀類

玄米・発芽玄米

◆特徴・栄養成分

食物繊維

精白米の約5倍の食物繊維で腸内環境を整え、脂質や糖質の吸収を抑制

玄米は、稲の外側の籾殻《もみがら》を取り除いた状態で、ぬかや胚芽がそのまま残っているので、精白米に比べて「食物繊維」やビタミン、ミネラル、タンパク質などが豊富です。炊きあがりに時間がかかったり、食感が硬かったり、独特な臭いがすることから好みが分かれますが、栄養価が高く生活習慣病の予防に最適です。

便秘を解消し腸内環境を整え、腸からの脂質の吸収を阻害し、糖質の吸収を緩やかにする食物繊維は精白米の約5倍も含まれています。食物繊維は、カルシウムと並んで現代人に不足している栄養素なので、毎日のごはんを玄米にすることで食物繊維の摂取量を増やすことができます。

ビタミンB_1・カルシウム・リン・マグネシウム・鉄

精白米に少ないビタミンやミネラルを豊富に含む

三大栄養素の代謝を助けてエネルギー代謝を活性化する「ビタミンB_1」を精白米の約8倍、精白米にはほとんど含まれていないビタミン最強の抗酸化作用をもつビタミンEも含んでいます。

ミネラルでは、骨や歯を丈夫にするのに欠かせない「カルシウム」を精白米の約2倍、「リン」を約4倍、「マグネシウム」を約7倍も含んでいます。また、鉄欠乏性貧血を予防し、生理作用の触媒である酵素を活性化してエネルギー代謝を補助する「鉄」を約6倍含んでいます。

GABA

脳の代謝の向上、神経を安定させる作用がある

玄米から芽が出た状態にしたものを発芽玄米といいます。発芽玄米には、玄米に含まれる栄養素のほかに、発芽する前の玄米の3〜5倍も「GABA《ギャバ》」が含まれています。

GABAはアミノ酸の一種で、自然界に広く存在する物質ですが、人間をはじめとする

ほ乳類では脳や脊髄に多くみられます。GABAは、脳内の血流を活発にし、神経細胞への酸素の供給量を増やして脳の代謝機能を高めます。また、ストレスを受けると、脳内では興奮性の神経伝達物質であるグルタミン酸の分泌量が増えやすくなります。グルタミン酸が増えると、神経が高ぶり緊張を強いられた状態になり、イライラしたり、不安が募ったり、よく眠れなくなったりする精神症状が現れます。

ストレス抑制作用がある神経伝達物質であるGABAは、ストレスによって過剰となった脳内のグルタミン酸の分泌を抑制して、ストレスを和らげる精神安定作用があります。

◆選び方・効果的な摂り方

発芽玄米はスーパーマーケットなどで手に入れることができますが、自宅でつくることもできます。玄米をひたひたよりほんの少し多めの水に浸しておくと、2~3日で発芽します。夏の暑い時期には、水に浸けた玄米は冷蔵庫で保存します。また、玄米が発芽するときには酸素が必要なので、水に浸けた玄米は蓋などで密閉しないようにしましょう。

そば

◆特徴・栄養成分

ビタミンB群
エネルギー代謝、血圧の低下、動脈硬化の予防などに働く

そばの実は、国内では北海道や東北地方などの寒い地域を中心に栽培されていますが、国内消費量の約7割は輸入されています。収穫は夏と秋の2回で、秋に収穫するそばの実を新そばといいます。

そばは、そばの実を脱穀して製粉したそば粉に、水、小麦粉、山いもなどを混ぜて伸ばして細く切ります。

そばの実は、米や小麦に比べて胚芽が種の中心になることから、脱穀してそば粉にしても胚芽が残りやすくなっています。また、小麦などでつくる麺類よりも比較的カロリーが低いのに加えて、タンパク質、三大栄養素の代謝に欠かせない「ビタミンB_1」「ビタミンB_2」「ナイアシン」を多く含んでいます。

「ビタミンB群」の仲間である「コリン」は、血管を拡張して血圧を下げる作用のあるアセチルコリンの構成成分になることから、体内に十分なコリンが存在すると高血圧の予防につながります。また、コリンは、細胞膜を構成する「レシチン」の材料にもなります。レシチンは、血管壁内へのLDL（悪玉）コレステロールの沈着を妨ぐため、動脈硬化を予防したり、肝臓に中性脂肪が溜まって脂肪肝になるのを防ぎます。さらに、脳の記憶形成を助ける働きもあるといわれています。

ルチン

ビタミンCとともに毛細血管を強くする

「ルチン」は、ビタミンCとともに、毛細血管を強くして血管を収縮させる作用があり、動脈硬化を予防します。また、ルチンには、血圧を上昇させる物質を抑制する作用があり、高血圧や脳出血などを予防する働きがあります。さらに、ともに働くビタミンCの腸からの吸収を助けて、抗酸化作用を増強します。

◆選び方・効果的な摂り方

生そばは、キッチンペーパーで1食分ずつ包み、さらにラップで包んで冷蔵保存、または冷凍保存します。冷凍したそばは、食べる前日に冷蔵庫に移して解凍しましょう。常温で自然解凍するとベチャベチャになってしまいます。

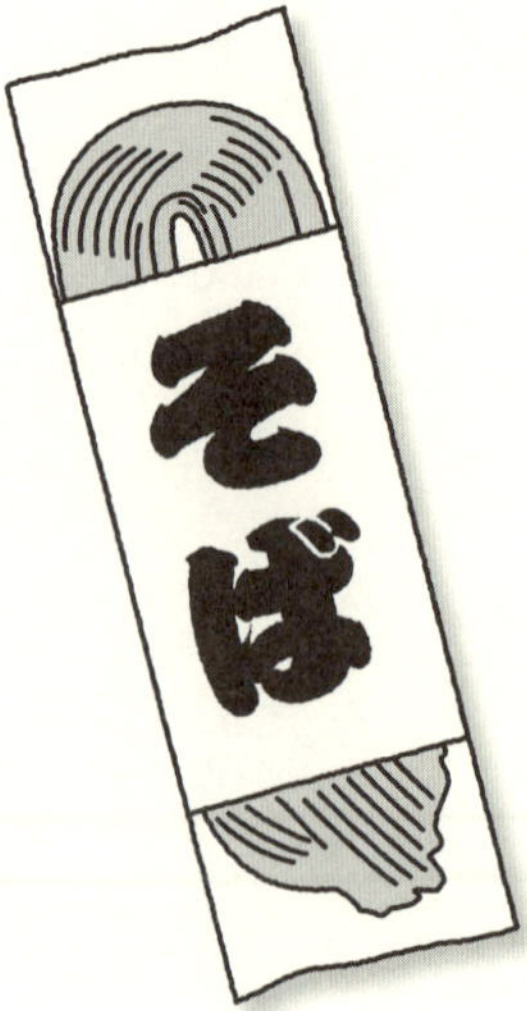

種実類

ごま

◆特徴・栄養成分

リノール酸

血液中のコレステロールを減らし、血圧を下げる

ごまは皮の色で大きく白ごま、黒ごま、金ごまに分けられます。

ごまの成分の約半分は多価不飽和脂肪酸です。なかでもn(オメガ)-6系の一種であるリノール酸を多く含みます。リノール酸には血液中のコレステロールを減らしたり、血圧を下げる作用があります。

ただし、リノール酸は酸化されやすく、体内では活性酸素の酸化ストレスによって過酸化脂質になり、肺がんや乳がん、大腸がん、前立腺がんを促進するといわれています。また、過剰に摂るとがんのほか、アレルギー症状や心疾患、老化を促進することになったり、免疫力を定価させたりします。

ゴマリグナン

強力な抗酸化作用をもち動脈硬化を予防する

ごまに多く含まれる「ゴマグリグナン」には、「セサミノール、セサミン、セサモリン」など、8種類以上の成分が含まれていて、強力な抗酸化作用をもち、動脈硬化を予防します。ごま油が同じn-6系の紅花油やひまわり油などの食用油脂より酸化しにくいのは、セサミノールの抗酸化作用のためです。

細胞には脂質を分解する物質が存在していますが、セサミンはこの物質を活性化して、脂質の代謝を高めることがわかっています。

白ごま、黒ごま、金ごまのなかで最も抗酸化作用が強いのは、アントシアニンなどの色素成分を多く含む黒ごまで、免疫力を高める作用があるともいわれています。

ごまは、漢方では老化を防ぎ、生命力を高める作用があるとされますが、これらの効能はごまがもつ強力な抗酸化作用によるものと考えられます。漢方ではこのほかにも、胃腸を丈夫にし、肝機能や肺機能を高め、便秘を改善するなど、さまざまな効能があるとされています。

◆選び方・効果的な摂り方

ごまは外皮が硬いため、せっかくの栄養素を消化・吸収しにくいという欠点があります。そのまま食べるよりも、すりごまにしたり、ペースト状にして料理のアクセントや和えものに使って、効率よくリノール酸やゴマリグナンを摂りましょう。

コラム③

健康長寿のための食事の摂り方

日本人の平均寿命が男女ともに80歳を超えたとはいえ、人の世話にならず元気で生活できる健康寿命は男女ともに70歳代前半です。健康寿命を延ばすためには、中年と呼ばれる世代になってからの生活習慣、特に食生活のあり方がポイントになってきます。

寝たきりや介護が必要になる原因の多くは、脳卒中（脳梗塞、脳出血）や虚血性心疾患（狭心症、心筋梗塞）です。これらは糖尿病、高血圧、脂質異常症による動脈硬化などで引き起こされます。女性の場合、これらの病気に加えて、膝の関節が壊れて歩けなくなる変形性膝関節症、骨がすかすかになって手首や股関節、足首などが骨折しやすくなる骨粗しょう症があります。

そして、これらの病気の大もととなっているのが肥満、そのなかでも生活習慣病のリスクを高める内臓脂肪型肥満なのです。

こうした肥満は、運動不足に加えて食生活に問題があります。１００歳を超えた健康長寿の人たちに共通しているのは、20歳代の頃とあまり体重の変化がないことです。私たちの適正体重はBMI（体格指数）22前後といわれています。

そんなことから、生活習慣病がある肥満の人に「減量の目標をBMI22にしましょう」とアドバイスする医師がいますが、すでにBMI29の人が無理をして22まで減量する必要はありません。それどころか、無理して22にまで減量してしまったらかえって重大な病気になるリスクが高まります。

まず、BMIについて説明しておきましょう。

BMIは、その人が太りすぎなのか、やせすぎなのか、適正体重の範囲内にあるのかを示す国際的な基準です。BMIの判定基準は次のようになっています。

	BMI
低体重（やせすぎ）	：18・5未満
普通体重	：18・5以上25・0未満
肥満度1（肥満傾向）	：25・0以上30・0未満
肥満度2（軽度肥満）	：30・0以上35・0未満

肥満度3（中等度肥満）：35・0以上40・0未満
肥満度4（重度肥満）：40・0以上

BMIは、体重（kg）÷身長（m）2乗の計算式で求められます。

例えば、身長165cmで体重が80kgの人のBMIは、80（kg）÷1・65（m）2乗＝約29・4になります。この人の場合、肥満度1（肥満傾向）と判定されます。このように、BMIは自分が肥満しているかどうかが簡単にわかる有効な指標です。

さらに、自分の適正体重がどのくらいなのかを計算することができます。

現在の体重の5％減量をめざす

先ほどから出てきている適正体重がBMI22の理由は、統計上22前後の人が最も生活習慣病などの病気にかかりにくいためです。

身長が165cmの人の適正体重を求めてみると、1・65（m）2乗×22（BMI）＝約60kgになります。もしこの人が適正体重にしようとしたら、約20kgも減量しなくてはなりません。これは現在の体重の約4分の1に当たります。最近5年間で20kg太ってしまった人が、同じ5年間をかけて減量するならまだしも、短期間で無理なダイエットをして20kgも減量してしまったら、確実に重大な病気を発症してしまいます。

生活習慣病を改善したり、予防するための減量は、はじめからBMI22を目指すのではなく、まず現在の体重を5%減量することを目標にしましょう。この人の場合は、80kgの5%ですから、4kgになります。1カ月に1kg前後の減量を目安にすれば、4カ月で目標を達成できます。

5%という数値には根拠があります。腹部のCT検査で断面の脂肪の面積が100㎠以上の場合、生活習慣病の発症リスクが高まる内臓脂肪型肥満と判定されますが、体重を5%落とすことで100㎠以下になることが多いのです。

事実、内臓脂肪が100㎠以下になると、血液中の中性脂肪やコレステロールの値、最近1〜2カ月間の血糖値（血液中のブドウ糖濃度）を示すHbA1cが基準値内に収まります。

「両親も肥満なので、私が太っているのは親からの遺伝です」と思い込んでいる人が少なくないのではないでしょうか。確かに肥満の原因には遺伝因子が関係することはありますが、その確率は25%にすぎず、残りの75%は生活習慣や食習慣といった環境因子なのです。

ですから、まず食習慣を見直し、改善していくことが肥満を解消する第一歩となります。
1日の食生活を追いながら、太らない食べ方をみていきましょう。

朝食

朝食を抜かない

よく「朝食を食べるより、1分でも長く寝ていたい」「起きがけは食欲がわかない」という人がいます。ところが、朝食を抜くと、前夜の夕食から翌日の昼間まで半日以上も何も食べない状態が続きます。その結果、胃腸は次の食事で糖質や脂質、タンパク質などの栄養素を残さず吸収しようとします。

そうすると、糖質、つまりブドウ糖の腸からの吸収が速まって急激に血糖値が上昇し、脂質も吸収されて血液中の中性脂肪やコレステロールの値が上昇します。その後の活動で使い切れなかったブドウ糖やコレステロールは、中性脂肪に変換されて脂肪細胞に蓄積されてしまいます。

朝食はエネルギーの補給であると同時に、睡眠中に低下した体温を速やかに上昇させて、脳に活動開始のシグナルを送る大切な役割があります。

ごはんに味噌汁、納豆の和食が理想

それでは朝食に何を食べてもいいかというと、そうではありません。トーストにバターやマーガリン、ジャムを塗ったり、バターがたっぷり含まれたクロワッサンに砂糖を入れたコーヒーという朝食だと、血液中の血糖や中性脂肪、コレステロールが急激に上がってしまいます。

パン食であれば、ライ麦や全粒粉のパンなど、食物繊維を多く含むパンがいいでしょう。油を使うなら血液中のコレステロールを下げるオリーブオイル（43ページ）か、認知症の予防になるココナッツオイル（34ページ）がおすすめです。

理想の朝食は、糖質の吸収が緩やかで、脂質の少ないごはんに味噌汁、納豆といった和食です。味噌は発酵食品で抗酸化作用や代謝をアップしてくれます。また、納豆に含まれるナットウキナーゼは血栓ができるのを防いだり、溶かしたりすることで脳卒中や心筋梗塞を予防し、メナキノン-7（91ページ）が骨粗しょう症を防いでくれます。

昼食

栄養バランスがとれた和定食を選ぶ

働いていると、昼食を外食ですませる人が多いのではないでしょうか。外食で人気なのがハンバーガーやカツ丼、カレーなどの一品料理です。しかし、栄養バランスを考えるとこうした一品料理は、糖分や脂質などが多く、栄養が偏っています。

例えば、カツ丼の食材は、ごはん、とんかつ、たまねぎ、卵、砂糖、醤油、だしなどです。ごはんの糖質、とんかつの脂質がほとんどで、野菜はたまねぎだけ、海藻やきのこといったビタミン、ミネラル、食物繊維が豊富な食材が入っていません。こうした食事は栄養素が偏っているだけでなく、エネルギーオーバーになってしまいます。

ましてや、カツ丼に天ぷらうどん、ラーメンとチャーハンのセットのように、糖質＋糖質に脂質＋脂質という「肥満メニュー」は避けるべきでしょう。もしこうしたメニューやラーメンなどの単品を食べるのであれば、せめて野菜サラダやほうれん草のおひたしなど野菜のサイドメニューや、冷ややっこなど良質なタンパク質が豊富なメニューを一緒に食べるようにしましょう。ただし、サラダにマヨネーズやドレッシングをたくさんかけたのでは、サラダを食べる意味が薄れてしまうので注意してください。

外食でのおすすめはいろいろな食材を食べられる定食類です。とはいっても、酢豚やとんかつの定食など脂質を多く含む定食は、それだけで１０００kcalを超えてしまうものもあり、1日の摂取エネルギー量の半分以上になってしまうので避けてください。また、コンビニエンスストアや持ち帰りの弁当は、揚げものがメインのものが多く、大きく見せるために油をたっぷりと含んだ衣を厚くしているので注意してください。

おすすめの定食は、刺身や焼き魚など、抗酸化作用のある魚が主菜、野菜の煮ものや海藻サラダのついた和定食です。栄養バランスがとれているうえに、エネルギー量も低めに抑えることができます。こうした外食を長続きさせるには、週に一度は自分が好きなメニューを食べて満足感を得るのもいいでしょう。

早食いは満腹感が得られず、食べすぎて肥満の原因に

仕事が忙しいと短い時間で食べようとして、かき込むように早食いしてしまいがちですが、こうした食べ方は満腹感を得るまでに食べすぎてしまうので肥満を招きます。

食べすぎを防ぐためには、一口30回以上噛んでから飲み込むようにしましょう。よく噛

むことで肥満を防げるというのには、科学的なデータがあります。アメリカのアイオワ州に住む18〜45歳の男女45人を対象に実験が行われ、２０１3年にアメリカの「栄養・食事療法学会誌」に発表されました。

この実験では、普段の咀嚼回数を1とした場合、1倍、1・5倍、2倍のグループに分けて、昼食（ピザ）60分間の食欲が、咀嚼回数でどのように変わるかを調査しました。その結果、咀嚼回数を変えなかったグループと比較して、1・5倍にしたグループでは9・5％（70kcal）、2倍にしたグループでは14・8％（１２０kcal）もピザを食べる量が少なかったといいます。

また、早食いを防ぐ方法として、昼食を職場の人たちと一緒に食べることをおすすめします。一人でもくもくと食べていると、早食いになりがちです。会話しながら食べると、食べるペースが落ちてあまり食べないうちに満腹感を得られます。ただし、会話に気をとられすぎて食べていると、知らず知らずに食べすぎになるので注意してください。

よく噛んで食べることで認知機能が保たれる

年をとっても自前の歯でよく噛む人ほど、認知機能が保たれることがわかっています。

これは、自分の歯で食べものを砕くと、歯肉（歯茎）に刺激が加わって脳が刺激されるためです。また、噛むことによって分泌される唾液には、老化防止作用があるパロチンという成長ホルモンが含まれています。

家庭での食事も外食と同様に、単品の食事をするのではなく、いろいろな料理を少量ずつ食べて、栄養バランスをとることが大切です。

昼食時間が遅くなるときにはお茶や野菜ジュースでつなぐ

昼食の食べすぎを防ぐもう一つの方法は、どか食いをしないことです。朝食を抜いたり、昼の時間が後ろにずれると、空腹からどか食いをしがちです。こうした食べ方は、自分が思っているよりもたくさん食べてしまいます。昼食を食べる時間が遅くなったり、夕食までに小腹がすいてしまったときには、まずお茶や野菜ジュース、砂糖抜きのコーヒーなどで急場をしのぎます。ただし、コーヒーに砂糖を入れたり、缶コーヒー、コーラなどの清涼飲料水、オレンジジュースなどは、糖分やエネルギーの摂りすぎになるので避けてください。また、酢をベースにした飲料もいいでしょう。酢には脂質の代謝を促す作用があります。それでもおなかがすいているようなら、ドライフルーツや干しいも、寒天など食物繊維の多いもので空腹感を軽減しましょう。

夕食

腹7分目を心がける

日本人の食習慣の特徴として、質量ともに夕食に重きをおく傾向があります。夕食のあとはそれほど動くことがないのでエネルギーはあまり消費されず、あまったブドウ糖やコレステロールは寝ている間に中性脂肪が脂肪細胞に蓄積されてしまい、肥満の原因となります。

帰宅が遅くなるときは、自宅で夕食を食べるのは避けましょう。寝る3時間前には夕食をすませたいものです。帰宅が遅くなるときには、あらかじめ魚や野菜、きのこ、海藻中心の外食ですませてしまいましょう。

夕食は腹7分目を心がけましょう。そのために、白米に玄米や雑穀、麦などを混ぜると噛みごたえがあって早食いを防ぐことができ、それほど食べなくとも満腹感を覚えられます。また、糖質の摂りすぎを防げ、代わりにビタミンやミネラル、食物繊維を摂ることができます。

主菜は魚料理を中心にして、副菜に野菜やきのこ、海藻を

主菜は魚料理。副菜は野菜やきのこ、海藻などビタミン、ミネラル、食物繊維が豊富な料理を中心にします。肉を食べるときには、豚肉や牛肉より鶏肉、脂身の多いロース肉や皮付きの肉より赤身やささ身にしましょう。また、油を使う揚げものや炒めものより、茹でたり蒸したり、網焼きにして余分な肉の脂を落とす調理法がおすすめです。また、フッ素樹脂加工のフライパンで調理すれば、使う油を少なくしてカロリーを低めに抑えることができます。

味噌汁は、具だくさんにして汁を減らすことで塩分の摂りすぎを抑えることができます。また、薄味を心がけてください。味が足りないときには、ゆずやすだちなどの柑橘類を利用すると食材が本来もつうま味を生かした料理になります。さらに、食卓には、醤油やソース、マヨネーズ、ドレッシングなどの調味料をおかないようにしましょう。

副菜・汁もの→主菜→主食の順番で食べる

肥満を防ぐためには、食べる順番も重要です。まず、野菜の煮ものやサラダ、汁ものを食べます。そのあとで主菜を食べて、最後にごはんなどの主食を摂るようにします。

野菜や汁ものの具は食物繊維が豊富なので満腹感が得られやすく、そのあとの主菜や主食の量を減らすことができます。また、食物繊維によってあとから食べる肉の脂身の脂質やごはんの糖質の吸収を阻害したり、緩やかにすることができます。

テレビを観ながらのながら食いは、どれだけ食べたかがわからずについつい食べすぎてしまうことがあります。食事をするときには、食事に集中するようにしましょう。

夕食のあとに甘い菓子などのデザートを食べることが習慣になっている人も肥満になりやすいといえます。デザートの果物にも注意が必要です。果物には糖分がたっぷりと含まれています。果物に含まれる果糖はブドウ糖が二つ結合したものなので、腸ですぐにブドウ糖に分解されて吸収されてしまいます。ビタミン、ミネラル、食物繊維の多い果物は、朝食や昼食で食べるようにしましょう。

第4章　基本食材の知られざるパワーを活用する

しょうが

◆特徴・栄養成分

殺菌作用や消臭作用が特徴

しょうがには、収穫の仕方によって根しょうが（ひねしょうが）と葉しょうががあります。地下茎だけを収穫する根しょうがは、すり下ろしたり、千切りにして天ぷらや刺身、そば、うどんなどの薬味として使われます。また、魚や肉に付着した細菌の増殖を抑えたり、臭み消しとしても重宝します。一方、葉しょうがは、酢や甘酢につけて魚料理などの付け合わせとして利用されます。

初夏に収穫されて出回る新しょうがは、新鮮でみずみずしく、さわやかな風味が食欲をそそります。

中国では古くから漢方薬として用いられてきました。生の新鮮なものを生姜《しょうきょう》、乾燥したものを乾姜《かんきょう》といいます。生姜には健胃作用、利尿作用、鎮咳作用などがあります。一方、乾姜は、新陳代謝の促進、下痢止め、腹痛の抑制などに用いられています。

ジンゲロール

脂肪細胞を太らせないことで肥満を防ぐ

しょうが独特の辛味のもととなっているのが、辛味成分の「ジンゲロール」とショウガオールです。二つの成分には、血液循環をよくしてからだを温め発汗を促す作用や、新陳代謝を盛んにする作用、味覚を刺激して自律神経を活性化し、脂肪の燃焼を促進する作用などがあります。

また、強い抗菌作用や消臭作用があり、肉や魚の殺菌や消臭に昔から用いられてきました。

肥満の一つのタイプには、体脂肪を構成する脂肪細胞の中に中性脂肪がたまって、一つひとつの脂肪細胞が肥大するものがあります。ジンゲロールには、この脂肪細胞を太らせない作用があることがわかってきました。

また、ジンゲロールは、脂肪細胞から分泌される、アディポネクチンという生理活性物質と関係しています。アディポネクチンは、血管の動脈硬化を見つけると修復して、血管の炎症を抑え血栓（血の塊）をできにくくします。また、細胞や筋肉でのブドウ糖の利用を円滑にする作用があります。

ところが、脂肪細胞が太ってしまうと、アディポネクチンの分泌量が低下して、ブドウ糖が効率よく使われなくなり、血糖値が上がってしまうのです。利用されなかったブドウ糖は中性脂肪に変換され脂肪細胞に蓄えられ、肥満が進みます。その結果、さらにアディポネクチンの分泌量が減少するという悪循環に陥ってしまいます。脂肪細胞が太ることを予防して、アディポネクチンの分泌を助けているのがジンゲロールです。

ちなみに、アディポネクチンの分泌の低下は、血圧にも悪影響を与えます。アディポネクチンが減少すると、血糖値を調節するインスリンというホルモンの作用が低下（インスリン抵抗性）し、腎臓のナトリウム排泄機能が低下して高血圧になります。

ショウガオール

消化・吸収を助けて食欲を増進させる

ジンゲロールと同様しょうがの辛味成分である「ショウガオール」にも、強力な抗菌作用や消臭作用があります。また、胃液の分泌を促して消化・吸収を助け、食欲を増進させる作用もあります。

芳香成分

健胃、解毒、保温、消炎などの多彩な働き

しょうがには、200種類以上の「芳香成分」が含まれています。芳香成分には、健胃作用、解毒作用、保温作用、消炎作用などの多彩な働きがあり、風邪のひき始めの症状を緩和したり、冷え性や神経痛などに効果があるとされています。

また、最近では、血液中のコレステロールを減らし、血圧を下げる働きを持つ芳香成分があることがわかってきました。

◆選び方・効果的な摂り方

しょうがは傷みやすいので、保存袋に入れたり、ラップで包んで冷蔵庫で保存するようにしましょう。

にんにく

◆特徴・栄養成分

アリシン

独特の臭い成分でビタミンB_1の作用を強化する

古代エジプトでは強壮剤として、中国や韓国では薬として用いられたというようににんにくには、アリインという含硫化合物が含まれています。にんにくを切ったり、つぶしてから調理すると、アリインは「アリシン」という独特の臭いがする物質に変化します。

アリシンは、ビタミンB_1と結合するとアリチミンというビタミンB_1になります。ビタミンB_1は水溶性のため、使われないと尿と一緒に排泄されてしまいます。しかし、アリチミンは血液中に長くとどまるので、ビタミンB_1は排泄されにくくなります。そのため、長い時間エネルギー代謝を促進し、疲労を回復させる作用があります。

アリシンには強力な殺菌作用があり、アリシンから変化したアホエンはコレラ菌、サルモネラ菌、ぶどう球菌、赤痢菌、チフス菌など多数の細菌の増殖を抑えることが確認されています。

そのほかにも、血液中のコレステロールの上昇を抑えて、動脈硬化を予防します。また、免疫細胞の一つであるナチュラル・キラー細胞（NK細胞、リンパ球の一種）の働きを劇的に高めることが確認されています。

アメリカのフロリダの研究者らは、生のにんにく、またはにんにくからの抽出物を摂ったグループと摂らなかったグループのナチュラル・キラー細胞の働きを比較した実験を行いました。そして、それぞれのグループの血液からナチュラル・キラー細胞を分離し、がん細胞に混ぜたところ、摂ったグループのナチュラル・キラー細胞は、摂らなかったグループに比べて140～160％も多くがん細胞を破壊していました。

この実験によって、にんにくが免疫力をアップすることが明らかになりました。アメリカの国立がん研究所ががん予防の可能性が高い食品をまとめた「デザイナーフーズ」では、最重要ランクの食品として位置づけられています。

◆選び方・効果的な摂り方

形が大きく、粒が揃っているものを選びましょう。芽が出ているものは収穫から時間が経っているので避けてください。

にんにくの効能を得るには、加熱していない生のにんにくならひとかけの半分程度で十分と考えられます。摂りすぎると、胃腸の粘膜に傷害を与えて潰瘍などを起こすことがあるので注意しましょう。

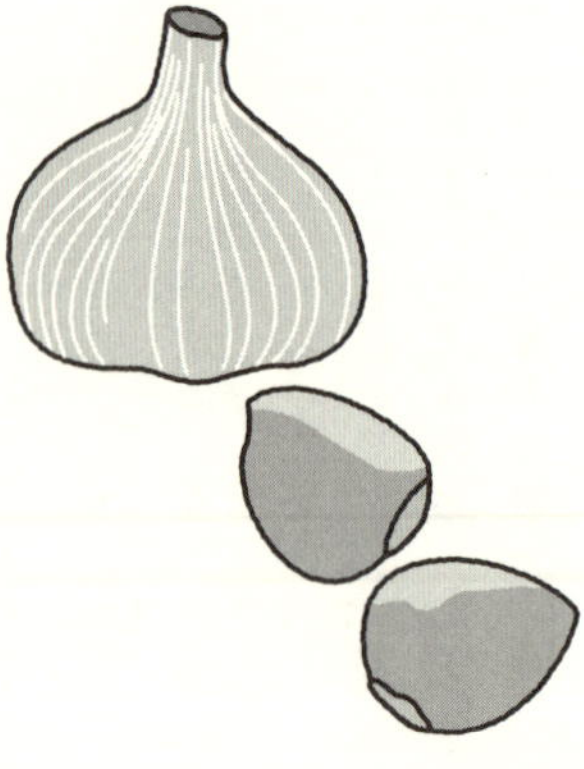

調味料

岩塩・海塩

◆特徴・栄養成分

ミネラル
食塩の質が重要。マグネシウム欠乏が高血圧の原因に

精製塩（食卓塩）、精製塩を使った漬物などを摂りすぎると、高血圧になるリスクが高まります。また、胃がんの発生を促進することもよく知られています。厚生労働省は、成人の1日の塩分（食塩相当）の摂取目安量を男性が9・0g未満、女性が7・5g未満としています。減塩運動などによって日本人の塩分摂取量は年々減ってきています（現在、1日平均の摂取量11〜12g）が、高血圧の患者数は減っていません。

この原因は、摂取する食塩の量だけではなく、食塩の質にも問題があると考えられます。

食塩は、大きく自然塩と精製塩に分けられます。主な自然塩には、海塩、岩塩があります。

海塩は、海水を天日干しなどにしてつくられます。岩塩は、地殻変動によって海底が隆

起して海が塩湖となり、乾燥してできた塩の層がさらに地殻変動によって地中に潜り込んだものです。一方、日本で最も多く使われている食塩が精製塩です。精製塩は、塩化ナトリウムの含有率が99%以上で、そのほかのミネラルがほとんど含まれていません。このことが、減塩をしても高血圧患者が減少しない最大の原因です。

自然塩には、ナトリウム以外に、「マグネシウム、カルシウム、カリウム」などの必須ミネラル、「鉄」や「亜鉛」、「銅」、「マンガン」といった微量ミネラルが含まれています。

特に、「マグネシウム」は、300種類以上の酵素反応の補酵素として働き、多くの代謝や合成に必要不可欠なミネラルです。マグネシウムの欠乏が高血圧の原因になることはよく知られています。

◆選び方・効果的な摂り方

岩塩を原料とする塩のなかには精製塩に近いものがあるので注意が必要です。

高血圧を予防するためには、私たちの体に含まれるミネラルの量に最も近い海塩がおすすめです。食塩を買うときには、表示されている成分表を確認するといいでしょう。

海藻類

昆布・わかめ

◆特徴・栄養成分

グルタミン酸

脳の機能を妨げるアンモニアを有益なグルタミンに変える

一般に流通しているのは、乾燥させた板状の昆布です。うま味成分を多く含んでいることから、だしとして利用されることが多いようです。

うま味成分の一つである「グルタミン酸」はアミノ酸の一種で、脳の機能を妨げるアンモニアを捕らえて、グルタミンに変えてしまいます。また、尿の排泄を促進させてアンモニアを体外に排出します。

アンモニアから変換させたグルタミンは、グルタミン酸を増やしたり、細胞の柔軟性の維持、エネルギー代謝や窒素代謝にかかわっています。

アルギン酸

粘性や保湿性があり、血圧を下げる作用がある

わかめは、漢字では「若布」と書きます。若布が若芽や若女などという言葉にもつうじることから、若返りの食品や神様への供物として尊ばれてきました。生のまま流通することは少なく、乾燥や塩蔵させたものが一般的です。

「アルギン酸」は昆布やわかめのヌルヌルした成分で、海藻多糖類と呼ばれる水溶性食物繊維です。ゲル状になりやすく、粘性や保湿性などがあります。血圧を下げる作用があることがよく知られています。

海藻多糖類には昆布に含まれるアルギン酸のほかに、てんぐさに含まれる「カンテン（寒天）」、紅藻類に含まれる「カラギー」などがあります。これら海藻多糖類を総称して「フコイダン」といい、特にとろろ昆布の原料のがごめ昆布に豊富に含まれています。フコイダンには、肝機能の向上、血圧上昇の抑制、免疫力のアップ、抗アレルギー、抗がんなどの作用があるとされています。

◆選び方・効果的な摂り方

昆布は、肉厚で幅広いものがよく、だしをとるときには沸騰したらすぐに取りだして、煮すぎないようにしましょう。昆布の表面に白い粉がふいているものがありますが、この白い粉はうま味成分です。ふきんなどで軽く拭く程度にして、洗い流さないようにしてください。

塩蔵わかめは、塩の量が少ないほうが高品質です。また、乾燥わかめは色が黒く、大きさが均等なものを選んでください。

グルタミン酸の摂りすぎは、脳でグルタミン酸が過剰に放出されて、神経が高ぶって不眠になることがあります。サプリメントの過剰摂取には注意が必要です。

野菜

にんじん

◆特徴・栄養成分

β-カロテン

強力な抗酸化作用で動脈硬化、がんを防ぎ、老化を抑制する

にんじんは、野菜のなかでも炭水化物（糖質と食物繊維の総称）が多く、加熱すると甘味が出てきます。にんじんは根菜類唯一の緑黄色野菜で、モロヘイヤについでカロテン（カロテノイド）を多く含んでいます。カロテンという名称は、にんじんの「キャロット」からきています。

カロテノイドは、にんじんのオレンジの色素成分で強い抗酸化作用があります。カロテノイドには、α-カロテン、「β-カロテン」、クリプトキサンチン、リコピン、ルテインなど多くの種類がありますが、にんじんに豊富に含まれるのはβ-カロテンで、皮の近くに多く含まれています。

β-カロテンは、ビタミンAが二つ結合してできていて、ビタミンAの前の段階という意味で「プロビタミンA（ビタミンAの前駆体）」と呼ばれています。体内のビタミンAが不足すると、β-カロテンがビタミンAに変換されます。

ビタミンAには強力な抗酸化作用があり、活性酸素を無害化して脂質異常症や動脈硬化、老化を抑制し、がん細胞の発生を予防します。

また、網膜にあって光の明暗を感知するロドプシンという色素の主要成分で、視力など目の健康を保つ働きがあります。さらに皮膚や口腔、のど、鼻、胃腸などの粘膜を正常に保つ作用があり、のどの粘膜に付着する風邪などの病原菌の感染を予防しています。

ビタミン・ミネラル

にんじんの葉には、ビタミンやミネラルが豊富に含まれる

にんじんは、葉を切り落として売られていることが多いのですが、にんじんの葉にはビタミンやミネラルが豊富に含まれています。

ビタミン群では、ビタミンのなかでもっとも抗酸化力があり、動脈硬化を防ぎ、老化を抑制する「ビタミンE」、効率的なエネルギー代謝に欠かせない「ビタミンB_1」、抗酸化作用があり風邪などの感染症を予防する「ビタミンC」、骨にカルシウムが沈着するのを補

助する「ビタミンK」などを、にんじんの根の部分よりたくさん含んでいます。

また、ミネラルでは、骨や歯を丈夫にし、心臓の心拍の調整や神経の安定に働く「カルシウム」、過剰なナトリウムを体外に排出して血圧の上昇を防ぐ「カリウム」、貧血を予防する「鉄」などが含まれています。

◆選び方・効果的な摂り方

首の部分が黒ずんでいるものは、新鮮ではないので避けましょう。水分が失われやすいので、ラップに包んで保存するようにしてください。冷暗所で保存しますが、夏場は冷蔵庫で保存します。保存するときに、多量のエチレンガスが発生するりんごやじゃがいもが近くにあると苦味が出やすいため、離しておくようにしましょう。

β-カロテンは皮の直下に多いので、皮はなるべく薄くむくようにしてください。また、油に溶ける脂溶性ビタミンなので、野菜炒めなど油と一緒に調理すると吸収率が高まります。

野菜

かぼちゃ

◆特徴・栄養成分

β-カロテン

体内でビタミンAになり抗酸化作用を発揮する

かぼちゃには、日本かぼちゃと西洋かぼちゃがありますが、現在、一般的に流通しているのは西洋かぼちゃです。西洋かぼちゃは、日本かぼちゃと比べて甘味が強く、煮物やスープ、天ぷらなどに使われています。西洋かぼちゃの糖質は、葉野菜の数倍にもなります。

かぼちゃの果実にはカロテノイドが豊富に含まれています。カロテノイドは植物の色素や香り、苦味などの成分である「フィトケミカル」の一種で、強い抗酸化作用をもっています。カロテノイドには、α-カロテン、「β-カロテン」、クリプトキサンチン、リコピン、ルテインなど多数の種類がありますが、かぼちゃに豊富に含まれるカロテノイドは、にんじんと同じβ-カロテンです。

β-カロテンは、プロビタミンAとも呼ばれるビタミンAの前駆体（前段階の物質のこと）で、体内のビタミンAが不足すると、β-カロテンがビタミンAに変換されます。

ビタミンAには強力な抗酸化作用があり、活性酸素を無害化して血液中の脂質が酸化されるのを防ぎ、細胞の老化を抑制します。また、脂質異常症や動脈硬化を防いで、脳梗塞や狭心症、心筋梗塞が発症するリスクを低下させます。さらに、免疫力がアップされることでがん細胞の発生を予防するとされています。

ビタミンAには、皮膚や口腔、のど、鼻、胃や腸などの消化器の粘膜を正常に保つ作用があります。また、網膜で光の明暗を感知するロドプシンという色素の主要成分で、目の健康を保つ働きがあります。

β-カロテンは、ビタミンAに変換されて機能するだけでなく、カロテノイドそのものとしても強い抗酸化作用を発揮して、動脈硬化の予防や進行の抑制、がん細胞発生の予防などの働きをします。

ビタミンC・ビタミンE

協力して活性酸素による酸化を防ぐ

「ビタミンC」と「ビタミンE」を多く含みますが、ビタミンAを加えた三つのビタミンには抗酸化作用があります。そのなかでも最も抗酸化作用が強いのがビタミンEで、コレステロールを含む生体膜や細胞膜を、活性酸素の酸化ストレスから守って細胞の老化を抑制しています。また、血液中のLDL（悪玉）コレステロールが、活性酸素によって過酸化脂質になるのを抑制して血管の若さを保ち動脈硬化を防いでいます。このように生体膜や細胞膜の酸化、動脈硬化を防いで老化の進行を抑えることから、ビタミンEは「若返りのビタミン」と呼ばれています。

ビタミンCにも抗酸化作用はありますが、それに加えて抗酸化作用が低下したビタミンEの抗酸化力をアップする働きもしています。

また、細胞同士を結合する作用のあるコラーゲンの生成を助けたり、風邪などの感染症の予防に働きます。

カリウム

過剰なナトリウムを体外に排泄して血圧を正常に保つ

かぼちゃに多く含まれる「カリウム」は、ナトリウムと協力して細胞内外液の浸透圧を維持しています。カリウムは細胞内に、ナトリウムは血液などの体液に存在しますが、塩分の摂りすぎで体液中のナトリウムが増加すると、細胞内に入り込んできて細胞を膨らませて血管の内腔を狭くし血圧を上げます。

カリウムは、細胞内に侵入したナトリウムを体液に排出して、ナトリウムを尿とともに体外に排泄することで血圧を正常に保つ働きをしています。

また、ナトリウムとともに代謝でつくられた老廃物の排泄を促進します。さらに、カリウムの約60％が筋細胞に存在し、筋肉をスムーズに収縮するように働いています。

食物繊維

便通を改善して腸内環境を整え、免疫力をアップする

かぼちゃには「食物繊維」も多く含まれています。食物繊維は、腸からの糖質の吸収を阻害して、血液中の中性脂肪やＬＤＬ（悪玉）コレステロールを減らします。その結果、脂質異常症や動脈硬化のリスクが低下し、脳卒中や狭心症、心筋梗塞など動脈硬化性の重篤な病気が発症するリスクを低下させます。

また、糖質の吸収を緩やかにする働きがあり、食後の血糖値の急激な上昇を抑えて、糖尿病の発症を防ぎます。さらに、脂質や糖質の吸収を阻害したり、緩やかにすることで肥

満予防にもなります。

腸内に残った食べもののカスや腸壁からはがれ落ちた粘膜をまとめて便をつくり、腸壁を刺激することで排便を促します。便通が整うことで腸内環境を良好にし、腸に多く存在する免疫細胞を活性化して免疫力をアップさせます。

◆選び方・効果的な摂り方

ずっしりと重く、茎の部分が乾燥しているものを選ぶようにしましょう。カットして売られているものは、濃い色の果肉に、種やワタが崩れていないものが新鮮です。

丸ごとの場合は、涼しくて（10℃前後）風通しのよいところにおいておけば、1、2カ月は保存できます。カットしたものは、傷みやすい種とワタを取り除いて、ラップをして冷蔵庫に保存すれば1週間はもちます。

ほかの野菜に比べて糖質の含有量が多く、エネルギー量があるので食べすぎには注意しましょう。

オクラ

◆特徴・栄養成分

ペクチン・ムチン

脂質異常症や糖尿病を防いで動脈硬化のリスクを下げる

特有の風味があるオクラは、一般的な五角種は切り口が星形をしていて、茹でると鮮やかな濃い緑色になる緑黄色野菜です。刻むと粘りけが出てきますが、これは水溶性食物繊維の「ペクチン」と「ムチン」によるものです。

ペクチンは、腸からの脂質の吸収を阻害することで、血液中の中性脂肪やLDL(悪玉)コレステロールの値を下げて、肥満や脂質異常症、動脈硬化を予防します。また、腸からの糖質の吸収を遅らせることで、食事をしたあとの血糖値の上昇を緩やかにして、高血糖状態を防ぎ糖尿病の発症リスクを低下させます。

ムチンは、胃の粘膜を保護したり、腸からのタンパク質の吸収を促進する働きをします。また、糖質をコーティングするように絡みついて、腸で糖質が消化されるのを遅らせる働きがあります。その結果、食後の血糖値の急激な上昇を防ぎます。

オクラには、ペクチンやムチンといった水溶性食物繊維だけでなく、水に溶けない不溶性食物繊維も豊富に含まれています。不溶性食物繊維は、便のかさを増して腸壁を刺激し、排便を促します。

そのほかに、β-カロテン、カルシウムも多く含みます。

◆選び方・効果的な摂り方

新鮮なオクラは、へたの切り口がみずみずしく、五角種は角がはっきりしていて濃い緑色をしています。また、うぶ毛が多くやわらかいものを選びましょう。

茹でるとぬめりが減るので、ペクチンやムチンを多く摂りたい場合には、生で食べた方が効果的です。

長いも

◆特徴・栄養成分

ムチン
タンパク質の吸収を促進する

長いもは山いもとも呼ばれ、中国原産の野菜です。中国では漢方薬として用いられるほどの効能があります。ちなみに、細長く、粘りけが長いもより強い自然薯は日本原産です。

長いものネバネバした粘りけの成分は、水溶性食物繊維の一つである「ムチン」です。ムチンは、胃の粘膜を覆って保護したり、タンパク質の吸収を促進します。また、腸からの糖質の吸収を緩やかにする働きがあり、食後の血糖値の急激な上昇を防いで高血糖状態になることを防ぎます。その結果、ブドウ糖が中性脂肪に変化し体脂肪に蓄積されて肥満になることや、糖尿病の発症を予防します。

分解酵素

消化を促進してエネルギー代謝を高める

長いもには、糖質を分解する酵素である「アミラーゼ」、でんぷんを分解する酵素の「ジアスターゼ」、酸化還元酵素の「カタラーゼ」など多くの消化酵素が含まれていて、消化を促進してエネルギー代謝を高めます。

◆選び方・効果的な摂り方

表皮の色が肌色で張りとツヤがあり、ふっくらと太くまっすぐに伸びていて、重みがあるものを選びましょう。表面に黒っぽいシミが出ていたり、傷があるものは避けたほうがいいでしょう。

カットされたものは、切り口が白くみずみずしく、なるべく太いものを選びましょう。

モロヘイヤ

◆特徴・栄養成分

β-カロテン

強力な抗酸化作用で活性酸素による酸化ストレスを防ぐ

モロヘイヤは、アラビア語で「王様だけのもの」という意味をもっていて、王様の病気を治したという伝説があることから「王様の野菜」とも呼ばれています。その名のとおりモロヘイヤには、「β-カロテン」、ビタミンB_1・B_2・B_6、パントテン酸、ビタミンC・E・K、カルシウム、マグネシウム、リン、鉄などが含まれています。しかも、いずれの含有量もほかの野菜に比べてとても多いのが特徴です。

β-カロテンは100g中に1万μg含まれていて、野菜のなかでは最も含有量が多くなっています。

β-カロテンは、植物の色素や香り成分である「フィトケミカル」の一種で、強力な抗酸化作用をもっています。プロビタミンAとも呼ばれ、体内のビタミンAが不足すると、

β-カロテンがビタミンAに変換されます。

ビタミンAは強力な抗酸化作用で活性酸素を無害化して、血液中の脂質や細胞膜に含まれるコレステロールが酸化されるのを防ぎ、細胞の老化を抑えます。また、脂質異常症や動脈硬化を防いで、脳梗塞や狭心症、心筋梗塞などの命にかかわる病気の発症を防いでくれます。さらに、人間がもつ免疫機能を強化することで、がん細胞の発生を抑える働きをします。

そのほかにも、皮膚や口腔、のど、鼻、胃や腸などの粘膜の炎症を抑制して正常に保つ作用があります。また、網膜にあって光の明暗を感知するロドプシンという色素の主要成分で、視力など目の健康を保つ働きがあります。

β-カロテンは不足したビタミンAに変換されて働くだけでなく、自身がもつ強い抗酸化作用を発揮して、動脈硬化の予防や進行の抑制、がん細胞の発生を防ぐなどの働きをします。

ビタミンC・ビタミンE

緑黄色野菜のなかでもビタミンCとビタミンEを最も多く含んでいる

モロヘイヤは、「ビタミンC」や「ビタミンE」をどの緑黄色野菜よりも多く含んでいます。ビタミンCとビタミンEは、ビタミンAとともに抗酸化作用をもつビタミンです。ビタミンEは、三つのビタミンのなかで最も抗酸化作用が強く、コレステロールを含む生体膜や細胞膜を、活性酸素の酸化ストレスから保護して細胞の老化を防いでいます。また、血液中のLDL（悪玉）コレステロールが、活性酸素によって過酸化脂質に酸化されるのを防ぐことで動脈硬化を予防しています。

コレステロールの身代わりになって活性酸素による酸化ストレスを受けると、ビタミンEの抗酸化力は著しく低下します。ビタミンEの抗酸化作用を蘇らせるのがビタミンCです。ビタミンCにも抗酸化作用はありますが、それに加えて抗酸化作用が低下したビタミンEの抗酸化力をアップする作用ももっているのです。

また、ビタミンCは、細胞同士の結合に働くコラーゲンの生成を補助したり、風邪などの感染症を予防する働きもしています。

ビタミンB群・パントテン酸

ほうれん草の5倍のビタミンB群で代謝促進

モロヘイヤに含まれる「ビタミンB_1・B_2」はともにほうれん草の約5倍にもなります。ビタミンB_1は、三大栄養素（タンパク質、脂質、炭水化物）の代謝に関与し、エネルギー代謝を促進します。ビタミンB_2はタンパク質の代謝を、「ビタミンB_6」と「パントテン酸」は脂質の代謝を高めます。

ビタミンK

止血作用をもつ血液凝固因子の合成を促進する

油に溶ける脂溶性ビタミンで、出血したときに傷口で血液を固まらせて止血する血液凝固因子の合成に働きます。また、ビタミンDが骨のカルシウムを血液中に送りだしますが、血液中のカルシウムが不足すると、「ビタミンK」は骨からのカルシウムの流出を抑制します。このようにして、ビタミンKは、骨がすかすかになる骨粗しょう症を防いでいます。

ミネラル

豊富なミネラルが体調を整える

骨を形成する「カルシウム」や「マグネシウム」「リン」を豊富に含みます。また、「鉄」は、赤血球のヘモグロビンの材料になり、細胞にエネルギー代謝に欠かせない酸素を供給し、ブドウ糖と酸素が燃焼してできた二酸化酸素を回収します。

◆選び方・効果的な摂り方

モロヘイヤに多く含まれるシュウ酸はカルシウムと結合して結石をつくることがあります。すでに結石がある人や過去に結石症を治療した人は摂りすぎに注意しましょう。シュウ酸は水溶性なので、茹でたり、水にさらすことで取り除くことができます。

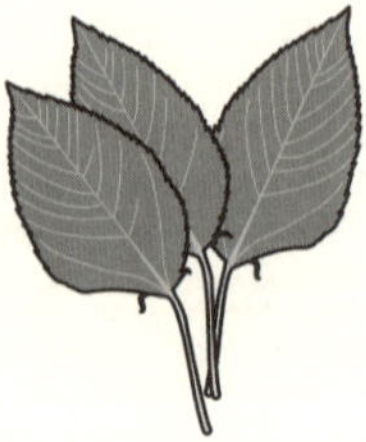

野菜

たまねぎ

◆特徴・栄養成分

硫化アリル

血液をサラサラにして血栓ができるのを防ぐ

市場に多く出回っているのは辛味が強く、長期保存のきく黄たまねぎです。黄たまねぎは、煮ものや炒めもの、揚げもの、煮込み料理、みじん切りにしてコロッケやハンバーグの具など、幅広い料理に使われます。たまねぎを切ると涙が出ますが、これは辛味成分である「硫化アリル」が目の粘膜を刺激するためです。

初夏に出回る新たまねぎは、甘味が強く、水分が多くてやわらかいのが特徴です。そのため、生でサラダや添えものとして重宝します。

たまねぎは、炭水化物が多く、ビタミンやミネラル、食物繊維はあまり含んでいません。しかし「たまねぎを食べると病気知らずになる」といわれることもあるのは、「フィトケミカル」の一種であるイオウ化合物に属する辛味成分の硫化アリルを多く含むためです。

硫化アリルは、血液をサラサラにして血栓（血液の塊）を予防したり、血液中のLDL（悪玉）コレステロールを減らし、HDL（善玉）コレステロールを増やす働きがあります。そのため、動脈硬化を予防して脳梗塞や狭心症、心筋梗塞の発症リスクを低下させます。さらに、血糖値の上昇を防ぎ血圧を下げて、糖尿病や高血圧を予防します。

胃がんの原因になるピロリ菌を殺菌する

硫化アリルには、胃の中に棲みついて胃がんや胃潰瘍の原因となるヘリコバクターピロリ（ピロリ菌）を殺菌する作用があります。硫化アリルの一つである「アリシン」は、水溶性のビタミンB_1を体内に長くとどめることで、エネルギー代謝をアップします。

また、たまねぎには、オリゴ糖が多く含まれていますが、胃や腸で消化されないオリゴ糖は腸に届いて善玉菌を増やし、腸内環境を整えて便秘の改善に働きます。

◆選び方・効果的な摂り方

黄たまねぎは、皮が乾いていて、透明感やつやがあり、持ったときにずっしりとした重みを感じるものを選びましょう。湿気に弱いので、かごやネットに入れて風通しのいい冷暗所に吊しておくと長く保存できます。一方、新たまねぎは水分が多く腐りやすいので、なるべく早く食べるようにしましょう。

たまねぎに含まれる硫化アリルは水溶性なので、水にさらすと失われて辛味や臭いが和らぎます。また、たまねぎには、ブドウ糖や果糖、しょ糖などの糖質が多く含まれているので、加熱すると甘味が増します。

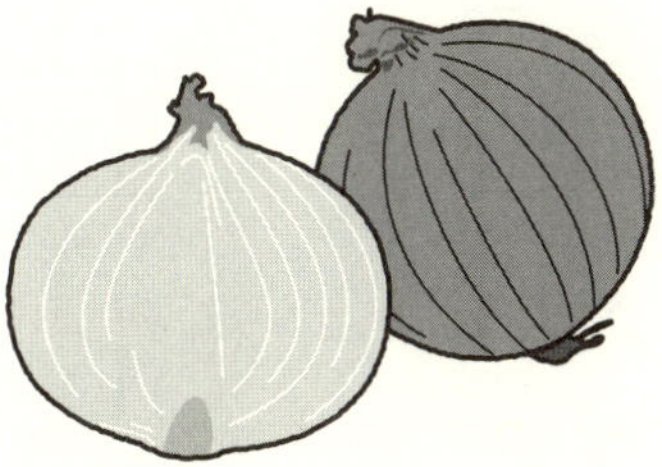

スプラウト

◆特徴・栄養成分

スルフォラファン
抗酸化作用でがんの発生を防ぐ

スプラウトは新芽野菜の総称です。一般的にはブロッコリーやマスタード、レッドキャベツ、クレソンなどの種子を発芽させたものをスプラウトといいますが、日本人にもおなじみのもやしやかいわれ大根などもスプラウトの仲間です。

命の芽吹きである新芽には、タンパク質や糖質、脂質はもちろんのこと、各種ビタミン・ミネラルが豊富に蓄えられています。

さらに、ブロッコリースプラウトには、強い抗がん作用のある「スルフォラファン」やその前駆体である「イソチオシアネート」、「グルコシノレート」といった「フィトケミカル」が豊富に含まれています。フィトケミカルとは、植物の色素や渋味、苦味、芳香成分で、強力な抗酸化作用をもっています。ブロッコリースプラウトのフィトケミカル活性度は、成長したブロッコリーの20〜60倍にも達します。

また、そばのスプラウトには、フィトケミカルの仲間であるポリフェノールの一種、「ルチン」がそばの約100倍も含まれています。ルチンには、血圧を下げたり、血管を強くする作用があります。

◆選び方・効果的な摂り方

保存袋に入れて立てて冷蔵保存しますが、なるべく早く食べるようにしましょう。

大根

◆特徴・栄養成分

アミラーゼ・オキシターゼ
消化を促進して胸やけや胃もたれを解消する

大根は変異することが多く、かつては全国に100種類を超える品種があったといいます。現在、市場に多く出回っているのは青首大根の品種です。

大根は一般的に根の部分を食べますが、栄養価的には炭水化物（糖質と食物繊維）がごく少量含まれ、ビタミンやミネラルはそれほど多くなく、ほとんどが水分です。

大根で注目される成分は、「アミラーゼ」や「オキシターゼ」といった消化酵素群で、食べすぎによる胸やけや胃もたれを解消します。アミラーゼはデンプンを分解する消化酵素で、米食の日本人には欠かせない消化酵素です。また、オキシターゼは、焼き魚のこげに含まれる発がん物質を無毒化するといわれています。さらに、大根おろしの辛味成分である「イソチオシアネート」は、肝臓の解毒作用を補助し、がん細胞の発生を抑制すると考えられています。

大根の葉には、抗酸化作用をもつビタミンA・C・Eが多く含まれています。これらのビタミン類は、活性酸素による酸化ストレスからコレステロールを構成成分とする生体膜や細胞膜を守って、動脈硬化や脂質異常症などを改善し、老化を抑制しています。

また、骨を強くして骨粗しょう症を予防するカルシウム、体内の余分なナトリウムを尿とともに排泄して血圧を正常に保つカリウム、鉄欠乏性貧血を予防する鉄などのミネラルが多く含まれています。

◆選び方・効果的な摂り方

皮がみずみずしく、透明感があるものを選びましょう。葉は切り落とされていることが多いのですが、葉がついているときにはピンとしたものが新鮮です。葉がついているものは葉を切り落とし、ラップか湿らせた新聞紙に包んで、冷蔵庫か暗冷所で保存しましょう。

緑茶

◆特徴・栄養成分

カテキン

強力な抗酸化作用や殺菌作用をもっている

日本のお茶は、平安時代初期に伝教大師（最澄）や弘法大師（空海）など唐に留学した僧侶らによって中国から持ち帰られたとされています。お茶には発酵させたものとそうでないものがありますが、日本茶は不発酵茶（緑茶）の蒸し茶です。日本茶には煎茶、番茶、粉茶、芽茶、茎茶、玉露、抹茶などの種類があります。

全国でも有数のお茶の産地である静岡県での調査をはじめとしたいくつかの研究で、お茶に含まれる「カテキン」に抗がん作用があることがわかりました。カテキンはポリフェノールの一種で、強い抗酸化作用や殺菌作用をもっています。

カテキンには、食用油、肉や魚の品質保持剤として使われるほど、脂質の酸化を抑制する抗酸化作用があります。カテキンは、生体膜や細胞膜に含まれるコレステロールを活性酸素の酸化ストレスから守り、がんの発生を防ぎます。

血液中のＬＤＬ（悪玉）コレステロールが活性酸素により酸化されて過酸化脂質になると、血栓（血液の塊）ができやすくなります。この血栓は、がん細胞をほかの組織に付着させる接着剤の役割をしますが、カテキンはそれを阻止して、がんの転移を防いでいることがわかっています。

エピガロカテキンガレート

アルツハイマー病の予防が期待できる

12カ月齢のアルツハイマー病モデルマウスに、緑茶カテキンの主成分である「エピガロカテキンガレート」を60日間にわたって毎日与えたところ、大脳皮質や海馬などの老人斑の面積が47～57％減少しました。老人斑とは、アミロイドβタンパク質という物質が神経細胞に蓄積されたものです。アルツハイマー病は、この老人斑によって神経細胞が障害され萎縮する病気です。

そのほかにも、カテキンは、肝臓から腸に分泌される消化酵素の一種で、コレステロールを原料とする胆汁酸の腸からの再吸収を阻害して、血液中のコレステロールを減少させます。また、殺菌作用によってむし歯や口臭を予防します。さらに、消化酵素の働きを抑制して腸からの糖質の吸収を遅らせ、食後の血糖値の急激な上昇を防ぎます。

◆選び方・効果的な摂り方

より多くのカテキンを抽出するには、約10gの緑茶の茶葉に対して500㎖の熱湯を加え、弱火で5分間煮出します。

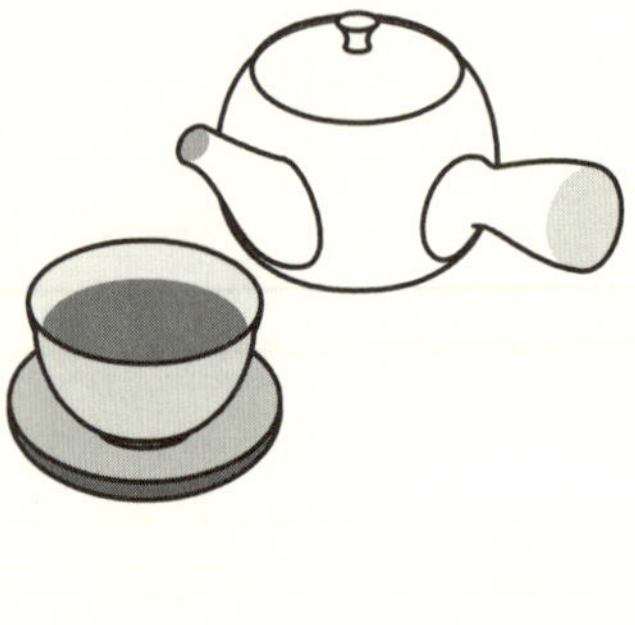

飲料

野菜ジュース

◆特徴・栄養成分

ポリフェノール

アルツハイマー病の発症リスクを低下させる

1836人の日系アメリカ人を対象に行われた「Kameプロジェクト」という大規模疫学調査で、季節の野菜や果物を入れてつくった野菜ジュースには、認知症を予防する効果があることが判明しました。

この調査では、野菜ジュースか果物ジュースを「週に3回以上飲む」グループと「週に1～2回飲む」グループ、「週に1回も飲まない」グループに分けて、アルツハイマー病の発症リスクを調べました。「週に3回以上飲む」グループの人は、「週に1回も飲まない」グループの人に比べてアルツハイマー病を発症するリスクが76％も低いという結果が出ました。また、「週に1～2回飲む」グループの人は、「週に1回も飲まない」グループの人に比べてリスクが16％低下していました。

この結果から、野菜ジュースや果物ジュースに含まれる抗酸化作用のある「ポリフェノール」が、アルツハイマー病の発症リスクを下げているのではないかと考えられています。

◆選び方・効果的な摂り方

野菜ジュースや果物ジュースに含まれるビタミンCは、空気に触れると酸化されて抗酸化作用が低下するので、つくったら早めに飲むようにしましょう。また、果物に含まれる果糖は、腸から吸収されると中性脂肪に変化しやすく、肥満を招いたり、脂肪肝の原因になるので、飲みすぎには注意しましょう。

飲料

ザクロジュース

◆特徴・栄養成分

アントシアニンやタンニンがアルツハイマー病の老人斑を縮小

硬い外皮に覆われているザクロは、種の周囲に果肉がついた小さな実が集まった果物です。

フィトケミカル

日本では生で食べるより、ジュースで摂ることが多いようです。ジュースの成分はほとんどは水で、「アントシアニン」を主成分とするフラボノイド、「タンニン」などのポリフェノールといった、強力な抗酸化作用をもつ「フィトケミカル」が含まれています。フィトケミカルとは植物の色素や苦味、渋味、芳香成分です。

濃縮のザクロジュースを水で40倍に薄めたジュースを、6カ月齢のアルツハイマー病モデルマウスに6・5カ月与えたところ、アルツハイマー病の脳にみられる老人斑の面積が、記憶に関与する海馬で58%も減少しました。

また、抗酸化作用のあるフィトケミカルは、活性酸素による酸化ストレスから生体壁や細胞壁に含まれるコレステロールを守り、動脈硬化や脂質異常症を防ぎます。

◆選び方・効果的な摂り方

つくり置きすると酸化してしまうので、飲む直前につくるようにしましょう。

飲料

コーヒー

◆特徴・栄養成分

抗酸化物質

コーヒーを多く飲む人ほど死亡リスクが低下する

コーヒーの実は有史以前から食べられていたようですが、焙煎した豆を挽いて抽出するコーヒーが飲まれるようになったのは13世紀頃からだといわれています。

コーヒーには中枢神経の興奮、血圧上昇、利尿作用などの急性症状があり、依存性が高く、「カフェイン禁断頭痛」と呼ばれる禁断症状が出ることもあります。そのため、1990年以前はコーヒーの健康面での評価は高くありませんでした。しかし、それ以降、コーヒーに関する研究が進み、パーキンソン病や大腸がん、生活習慣が原因で発症する2型糖尿病、肝細胞がんなどのリスクを低下させている可能性があることが指摘されるようになりました。

コーヒーには「抗酸化物質」が豊富に含まれていて、老化の防止や長寿効果が期待されています。米国国立がん研究所は、50～71歳の男女約40万人を13年間追跡して、コーヒーの摂取量と死亡率の関係を調べる大規模疫学調査を行いました。

対象者をコーヒーの摂取量によって6グループに分けて比較したところ、摂取量が増えるほど死亡リスクが低下することが判明しました。男性ではコーヒーをまったく飲まないグループの人に比べて、1日に1杯未満のグループの死亡リスクは1％低下していました。また、1杯のグループでは6％、2～3杯のグループでは13％、4～5杯のグループでは16％、6杯以上のグループでは15％、それぞれ死亡リスクが低下しています。

◆選び方・効果的な摂り方

国や地域によってコーヒーの淹れ方はさまざまです。そのなかでも、炒ったコーヒー豆を細かい粉末状にして、鍋で水から煮だすギリシャコーヒーには、通常のコーヒーよりポリフェノールが多く含まれていて、高い抗酸化作用があることがわかっています。

アテネ大学医学部の研究チームが行った調査によると、ギリシャコーヒーの摂取量が多いほど、血管が若く保たれて、明らかに血管拡張反応がよいことがわかりました。ただし、

55歳未満の場合、コーヒーの飲みすぎが死亡率を高めると指摘する研究報告もあります。

コラム④

減らしていくべき食材とは

精製した穀物や砂糖は認知機能に障害を与える可能性がある

炭水化物（糖質と食物繊維）は精製した食材より、未精製のものから摂るほうがいいことは、さまざまな研究で実証されています。炭水化物を多く含む精製食材には、白米、小麦粉、白砂糖などがあります。一方、未精製の食材には玄米、発芽玄米、分ずき米、ライ麦、全粒粉、黒糖などがあります。

アメリカのＵＣＬＡとカンザス大学の研究グループが行った、精製食材がラットにもたらす影響の研究では、精製食材だけを食べていたラットのグループは肥満し、作業能力が低下していることがわかりました。つまり、精製食材は肥満を促進し、集中力ややる気を低下させたということです。この論文の最後には、「精製食材が肥満の原因になるのと同じくらい、行動や認知の障害を引き起こすのに重要な役割を果たしているかもしれない」と書かれており、精製食材が認知症を引き起こす可能性があることを示唆しています。

穀物や糖分はエネルギー源として欠くことのできない食材ですが、肥満を招き、認知機能に障害を与える精白米や小麦粉、白砂糖はなるべく避けるようにしたほうがいいでしょう。

動物由来の飽和脂肪酸は避けて、一価不飽和脂肪酸やn-3系多価不飽和脂肪酸を積極的に摂る

糖質と並んで生命活動に欠かせない脂質にも、避けたほうがいい油と積極的に摂りたい油があります。

脂質の主成分は脂肪酸です。脂肪酸は炭素と水素、酸素からできていますが、その構造の違いによって飽和脂肪酸と不飽和脂肪酸に分けられます。

飽和脂肪酸の多くは、豚や牛、鶏などの動物に含まれる脂肪酸で、凝固温度が高く、人間の体の中では固まりやすいという性質があります。そのため、血液中で固まって血液の粘度を高めてしまいます。つまり、血液がドロドロした状態になってしまい、血栓（血液の塊）ができやすくなります。

また、血液中のLDL（悪玉）コレステロールや中性脂肪を増やし、肥満や脂質異常症

の原因になったり、動脈硬化を引き起こします。さらに、飽和脂肪酸を摂りすぎると、アルツハイマー病を発症するリスクが高まることもわかっています。

ですから、飽和脂肪酸を多く含む脂身の多い肉は避けてください。肉を食べるときには、赤身肉や鶏胸肉、ささ身を食べましょう。

飽和脂肪酸のなかでも例外はあります。飽和脂肪酸は炭素の数によって、短鎖脂肪酸、中鎖脂肪酸、長鎖脂肪酸に分かれます。肉の脂身やバターなどの乳製品のような動物由来の脂質に多く含まれるのが短鎖脂肪酸と長鎖脂肪酸です。

それに対してココヤシから抽出されるココナッツオイルには中鎖脂肪酸が多く含まれていて、アルツハイマー病による認知機能障害の症状を改善することがわかっています。さらに、ココナッツオイルは、長鎖脂肪酸に比べて腸からの吸収が速く、すぐにエネルギー源として使われるので脂肪細胞に蓄積されることがなく、肥満しにくい油といえます。最近の研究によると、体内に備わっている抗酸化機能を活性化したり、食欲を抑制する働きもあることがわかってきました。

一方、不飽和脂肪酸は、血液中のコレステロールや中性脂肪を減らして動脈硬化を防ぐ、からだによい油というイメージが強いのではないでしょうか。しかし、不飽和脂肪酸も摂り方を間違えると健康を損ねることがあります。

旬の食材表	
ブロッコリー	11月〜3月
トマト	5月〜8月
根しょうが	7月〜8月
にんにく	春〜初夏
にんじん	4月〜5月、10月
かぼちゃ	6月、9月
オクラ	6月〜8月
長いも	11月〜12月、3月〜4月
モロヘイヤ	6月〜9月
新たまねぎ	4月〜5月
大根	12月、2月〜3月
りんご	10月〜3月
オレンジ	国産ネーブルオレンジ　2月〜4月、アメリカ産ネーブルオレンジ　12月〜3月、国産バレンシアオレンジ　7月、アメリカ産バレンシアオレンジ　5月〜9月

グレープフルーツ	国産　3月～4月
	フロリダ産　4月～5月
新そば	10月～11月
新茶	5月～7月
いわし	真いわし　7月～11月
	かたくちいわし　9月～1月
	うるめいわし　10月～2月
さば	真さば　10月～2月
	ごまさば　7月～9月
あじ	真あじ　5月～7月
	しまあじ　6月～8月
さんま	9月～11月
かつお	初がつお　4月～5月
	戻りがつお　9月～10月
まぐろ	通年
ぶり	11月～2月
さけ	9月～11月
わかめ	3月～5月

栄養成分早見表	
タンパク質	アミノ酸などから合成され、臓器、筋肉などの組織、生体反応の触媒である酵素、神経伝達物質などをつくりだしている
必須アミノ酸	アミノ酸は約20種類あるが、体内で合成できない9種類のアミノ酸を必須アミノ酸という
・ロイシン	肝機能の向上、筋肉の強化など
・イソロイシン	成長の促進、神経の正常な働きの補助、血管の拡張、肝機能の向上など
・リジン	組織の修復・成長への関与、ブドウ糖代謝やカルシウム吸収の促進など
・フェニルアラニン	血圧の上昇、神経伝達物質の生成など
・メチオニン	血管を拡張させたり、かゆみや傷みを引き起こすヒスタミンの血中濃度の低下など
・スレオニン	成長促進、脂肪肝の予防など
・トリプトファン	神経伝達物質セロトニン、ドーパミン、ノルアドレナリンの原料など
・バリン	成長への関与、血液中の窒素バランスの調整など
・ヒスチジン	成長への関与、神経機能の補助など

糖質	単糖類、二糖類、多糖類などがあり、エネルギー源となる
・単糖類	ブドウ糖、果糖、ガラクトース
・二糖類	麦芽糖、しょ糖、乳糖
・多糖類	グリコーゲン、でんぷん、食物繊維
脂質	脂質の主な構成成分は脂肪酸で、炭素と水素、酸素からできている。これらの3つの元素の結合の仕方の違いから、飽和脂肪酸と不飽和脂肪酸がある。不飽和脂肪酸には体内で合成できる一価不飽和脂肪酸、体内で合成できない多価不飽和脂肪酸（n-3系列とn-6系列）がある
飽和脂肪酸	豚や牛、鶏などの陸上動物の脂肪に多く含まれる。炭素の数によって短鎖脂肪酸、中鎖脂肪酸、長鎖脂肪酸に分けられ、中鎖脂肪酸はココナッツオイルなどの植物性油脂に多く含まれる。 短鎖脂肪酸と長鎖脂肪酸は、血液中のコレステロール、中性脂肪を増やし、血小板を凝集させて血液の粘度を上げる
一価不飽和脂肪酸	
・n-9系列	オレイン酸など。血液中のLDL（悪玉）コレステロールを減らす。オリーブオイル、アーモンドオイル、菜種油に多く含まれる

多価不飽和脂肪酸	
・n-3 系列	α-リノレン酸、DHA、EPA。血液中のLDLコレステロールや中性脂肪を減らし、アレルギーを予防する。えごま油、しそ油、青魚（まぐろ、いわし、あじ、さんま、さば）などに多く含まれる
・n-6 系列	リノール酸、γ-リノレン酸。適度に摂れば血液中の総コレステロールを低下させる。ひまわり油、紅花油、コーン油、ごま油、レバー、母乳などに多く含まれる
ビタミン	生命活動の調整に働く。油に溶ける脂溶性と水に溶ける水溶性がある
脂溶性ビタミン	
・ビタミンA	皮膚や粘膜の保持、免疫機能の維持、抗酸化作用、夜盲症の予防など
・ビタミンD	カルシウムの吸収促進、血液中のカルシウム濃度の維持など
・ビタミンE	抗酸化作用、がん発生の抑制、毛細血管の血行促進など
・ビタミンK	血液凝固因子の合成促進、骨へのカルシウム沈着の補助など
水溶性ビタミン	
・ビタミンB群	タンパク質、脂質、炭水化物の代謝の補助、神経機能の正常化、粘膜の保護など

・ビタミンC	抗酸化作用、コラーゲンの合成促進、免疫力の向上、抗がん作用など
ミネラル	生命活動の維持と調整に働く
・カルシウム	骨や歯の形成、神経の興奮抑制など
・カリウム	ナトリウムによる血圧上昇の抑制、筋肉の収縮の円滑化など
・マグネシウム	筋肉の収縮の促進、タンパク質・脂質・炭水化物の代謝促進など
・ナトリウム	筋肉の収縮の円滑化、カリウムとともに細胞の浸透圧の維持など
・鉄	ヘモグロビンの構成成分として酸素の運搬など
・亜鉛	成長の促進、味覚の維持など
食物繊維	脂肪酸やブドウ糖の腸からの吸収を阻害したり、緩やかにし、便通を整える働きがある。水に溶けない不溶性食物繊維と、水に溶ける水溶性食物繊維がある
・不溶性食物繊維	セルロース、不溶性ペクチン質、リグニン、グルカンなどがある。便通の促進、腸内環境の改善など
・水溶性食物繊維	水溶性ペクチン質、かんてん、フコイダン、アルギン酸などがある。ブドウ糖の吸収を緩やかにして食後の急激な血糖値上昇を防いだり、脂肪酸の吸収を阻害して血液中のLDLコレステロールや中性脂肪の上昇を抑える

白澤卓二（しらさわ・たくじ）
1958年神奈川県生まれ。医学博士。順天堂大学大学院医学研究科・加齢制御医学講座教授、日本抗加齢医学会理事。千葉大学医学部卒業、同大大学院医学研究科修了後、東京都老人総合研究所、老化ゲノムバイオマーカー研究チームリーダーを経て現職。専門は寿命制御遺伝子の分子遺伝学、アルツハイマー病の分子生物学、アスリートの遺伝子研究など。テレビ、雑誌などでの老化防止策のわかりやすい解説に定評がある。『ココナッツオイルでボケずに健康』（主婦の友社）、『白澤卓二教授の朝りんごダイエット』（マキノ出版）、『100歳でも元気な人の習慣』（アスコム）、『食べ物を変えれば認知症は防げる』（宝島社）等著書多数

扶桑社新書　176

白澤教授が選んだ
病気にならない"食べもの"バイブル

2015年1月1日　初版第1刷発行
2015年3月20日　　　第2刷発行

著　　者……白澤 卓二
発 行 者……久保田 榮一
発 行 所……株式会社 扶桑社
〒105-8070　東京都港区海岸1-15-1
電話　03-5403-8870（編集）
03-5403-8859（販売）
http://www.fusosha.co.jp/
編集協力……宍戸 幸夫（トゥー・ワン・エディターズ）
装丁・イラスト……ユナイテッドグラフィックス
印刷・製本……株式会社 廣済堂

　ISBN 978-4-594-07188-2